健康ライブラリー　イラスト版

食道がんのすべてがわかる本

新版

社会医療法人恵佑会会長
細川正夫 監修

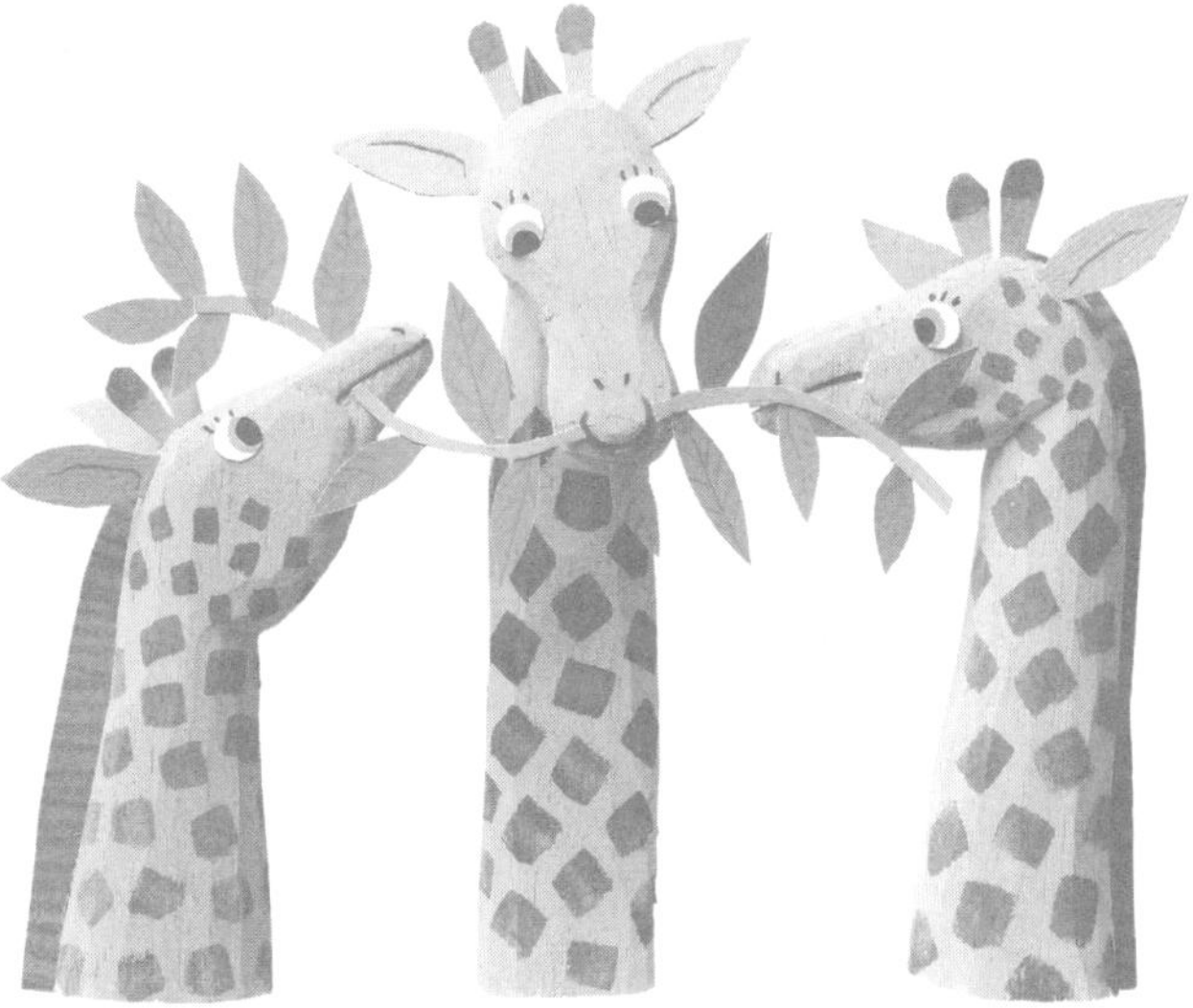

JN032790

講談社

まえがき

食道がんは、発生率はそれほど高くないものの、転移しやすいがんです。食道がんの手術は、医師の間で「これさえできれば成人のがんの手術はひととおりできる」といわれるほどむずかしく、消化器のなかではもっとも患者さんの体に負担がかかる手術とされています。

私は一九八一年に恵佑会札幌病院を開設し、「悪性腫瘍の診断、治療、再発、終末期の一貫診療」をモットーに、四〇年以上、治療に携わってきました。最先端の医療を目指すのではなく、民間病院として一歩下がった医療を確実に歩むことを目標にしています。

近年、食道がんを取り巻く状況は大きく変化しています。二〇一五年に刊行した、本書の前身である『食道がんのすべてがわかる本』でも取り上げていた鏡視《きょうしか》下手術はますます広がりをみせ、手術支援ロボットを導入する医療機関も増えています。術前補助療法と手術をおこなったあと、従来の抗がん剤とは作用のしかたが異なる新しい薬が使われる例もあります。食道がんの診療ガイドラインも刷新され、病期の分類のしかたも変わりました。そうした変化を踏まえて内容の見直しをおこない、「新版」として本書を刊行する運びとなりました。

治療法の種類が増えるほど、自分にとってなにがベストの選択か、悩まれることも多いでしょう。医師に自分の状態のことをよく聞き、提案された治療法について自分でも調べ直してみましょう。

がん治療には、なんらかのマイナス面があります。体にやさしいなどという言葉が使われることもありますが、あくまでも従来の方法と比較してのことです。自分が望む治療法だけでなく、食道がんそのもの、そして食道がんの治療全体を広く理解する必要があります。納得できる治療を受けるには、正しい知識をもつことが不可欠です。患者さん自身の覚悟と努力が悔いのない選択につながります。みなさまが本書を活用し、よりよい治療を受けられることを願っています。

社会医療法人恵佑会会長
細川 正夫

【新版】食道がんのすべてがわかる本

もくじ

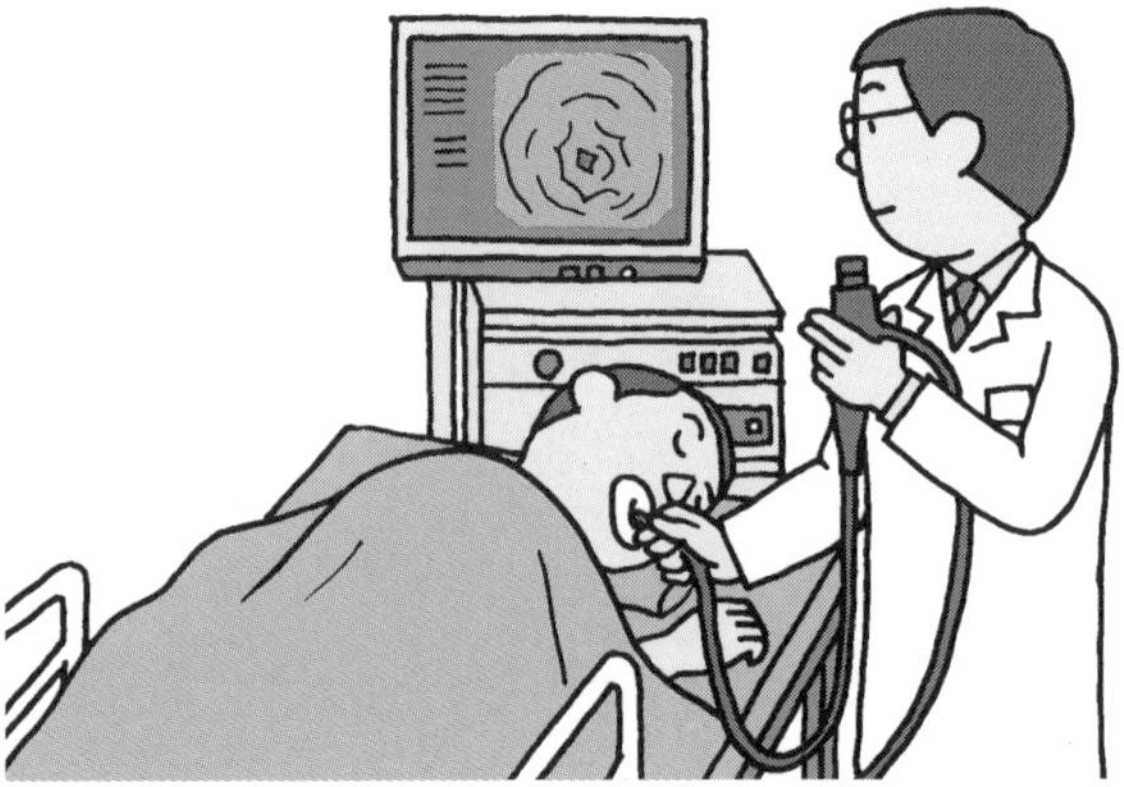

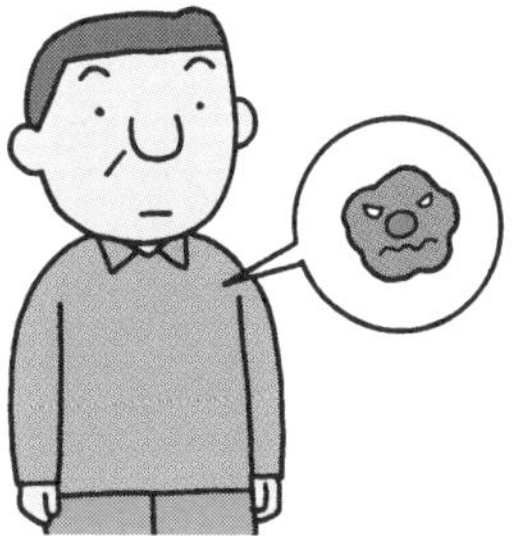

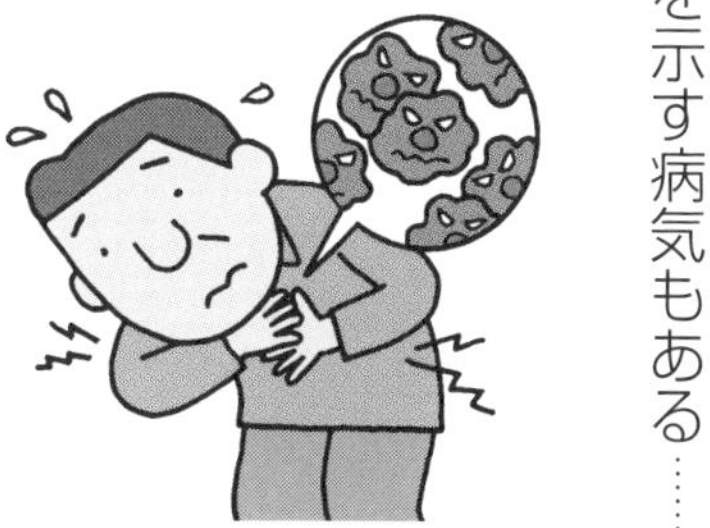

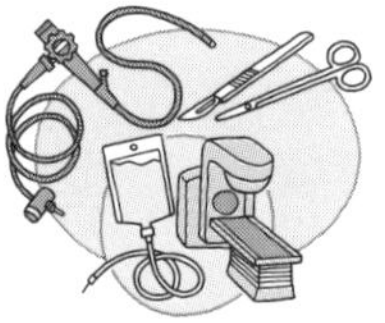

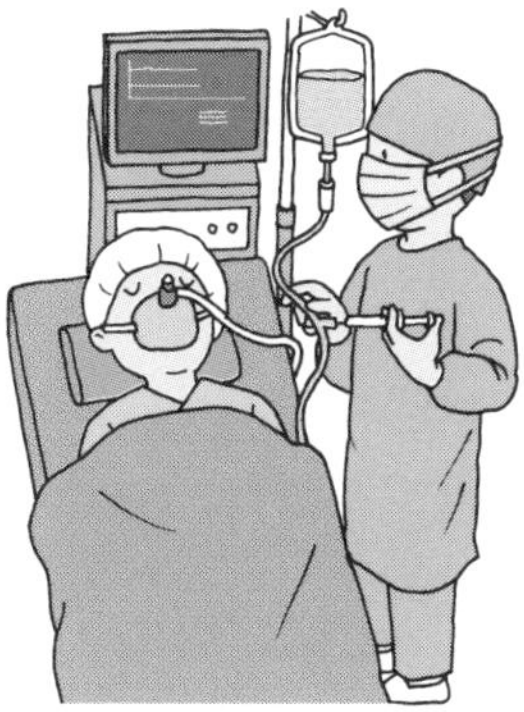

理解度チェック

意外と知らない!? 食道のこと、食道がんのこと

今、あなたがもっている知識は、どこまで正確なものでしょうか？
正しいと思うものに○を、間違っていると思うものに×をつけてみましょう。

1 食道がんの患者数は減ってきている □

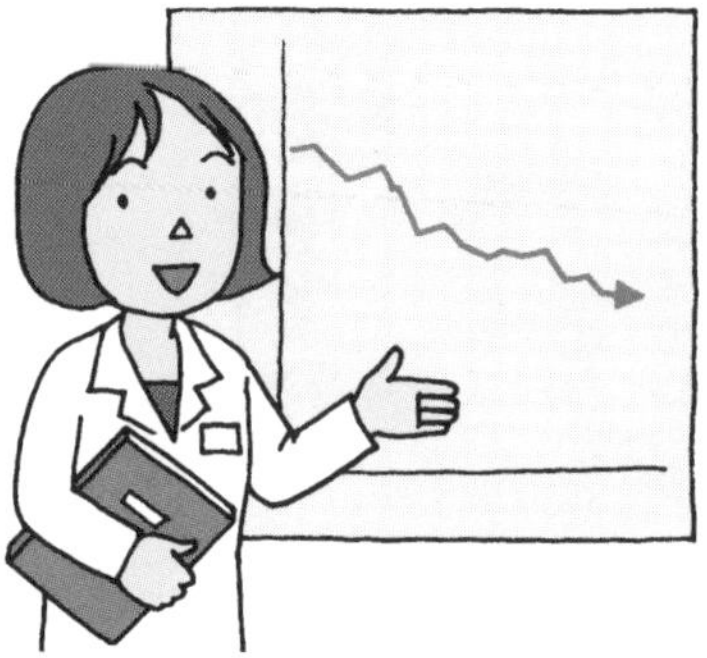

2 男性に多いのは生活習慣の影響が大きいから □

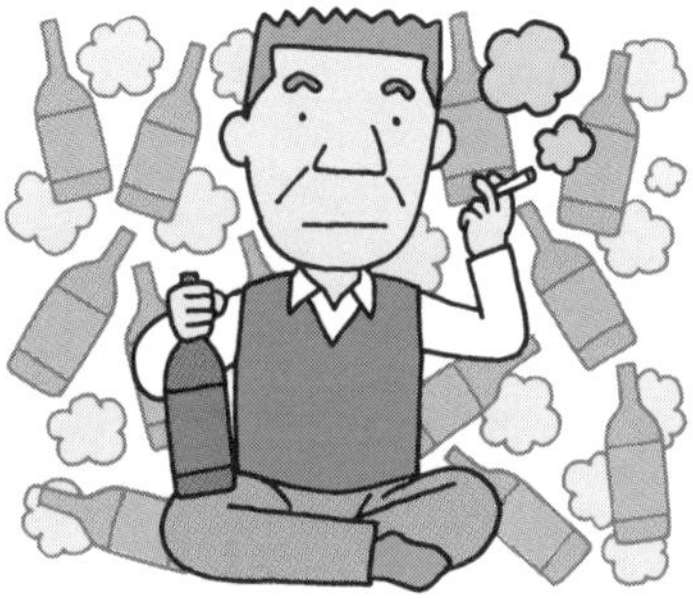

3 逆流性食道炎がある人は食道がんに要注意 □

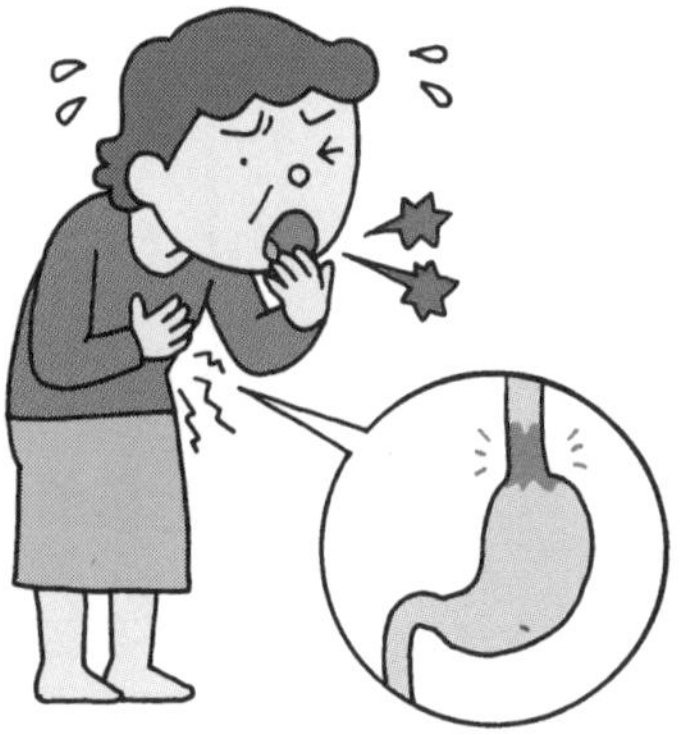

4 食道は心臓より体表側にある □

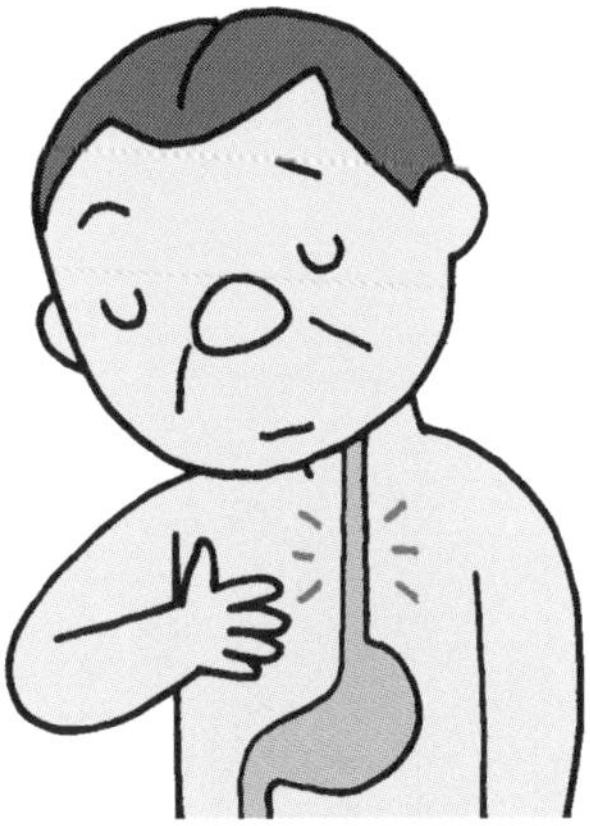

5 飲み込みにくさは食道がん特有の症状 □

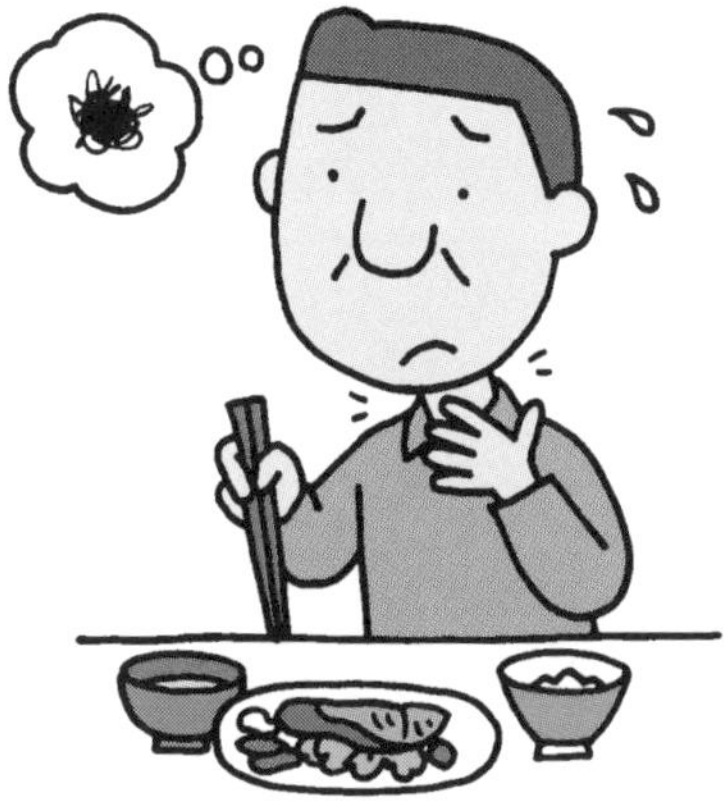

6 進行がんの状態でみつかることが多い □

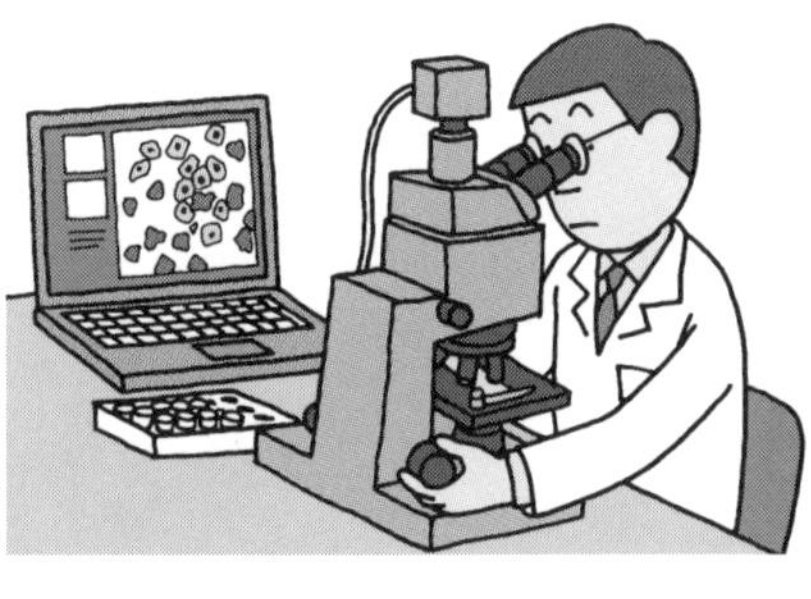

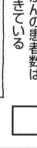

7

内視鏡治療で完治することもある

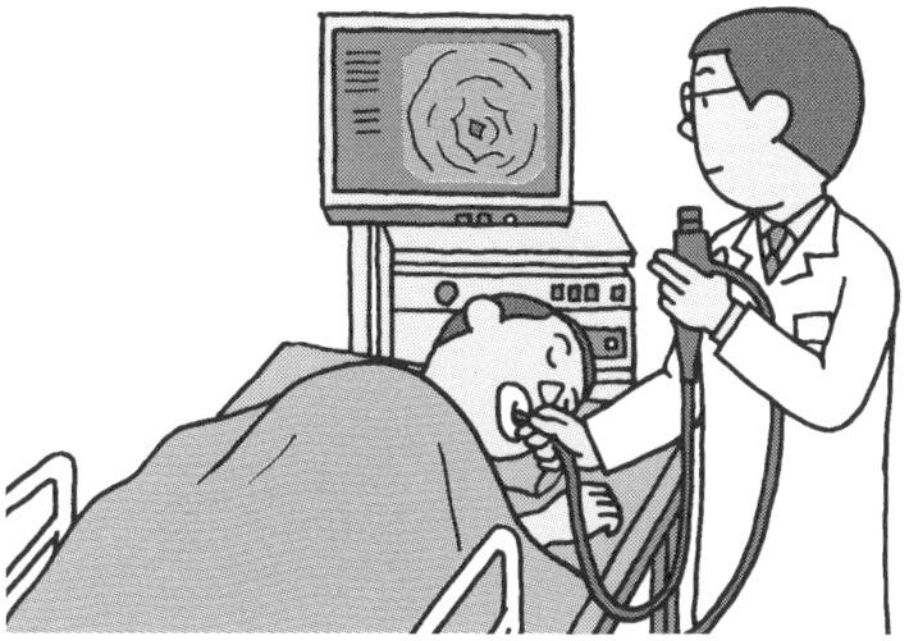

8

手術のときは胸の真ん中を縦に切り開く

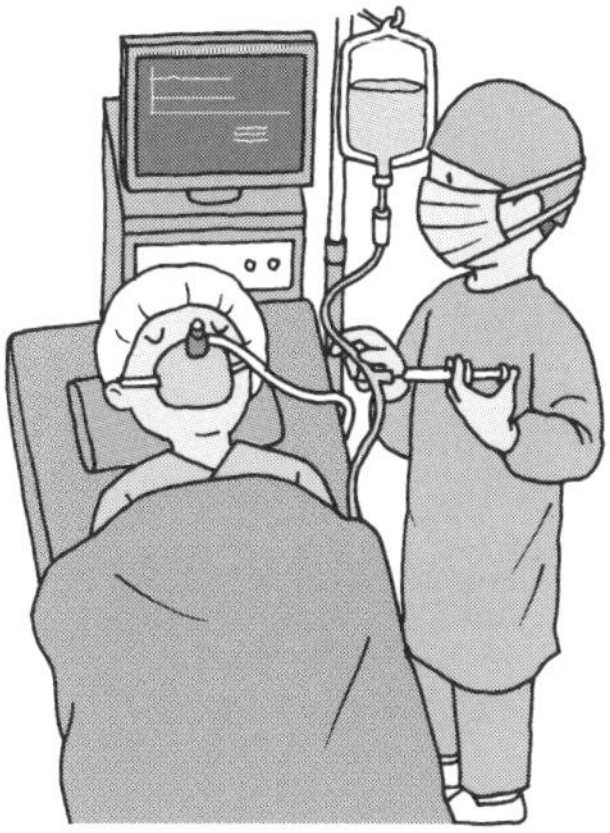

9

最近は、胸腔鏡《きょうくうきょう》を使った手術が増えている

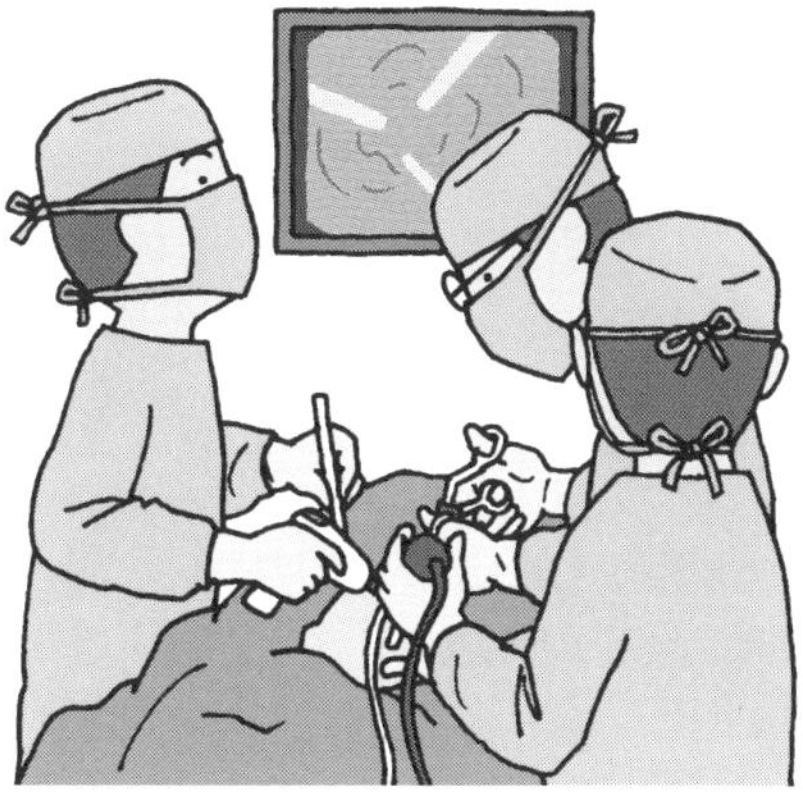

10

抗がん剤や放射線療法は効果が薄い

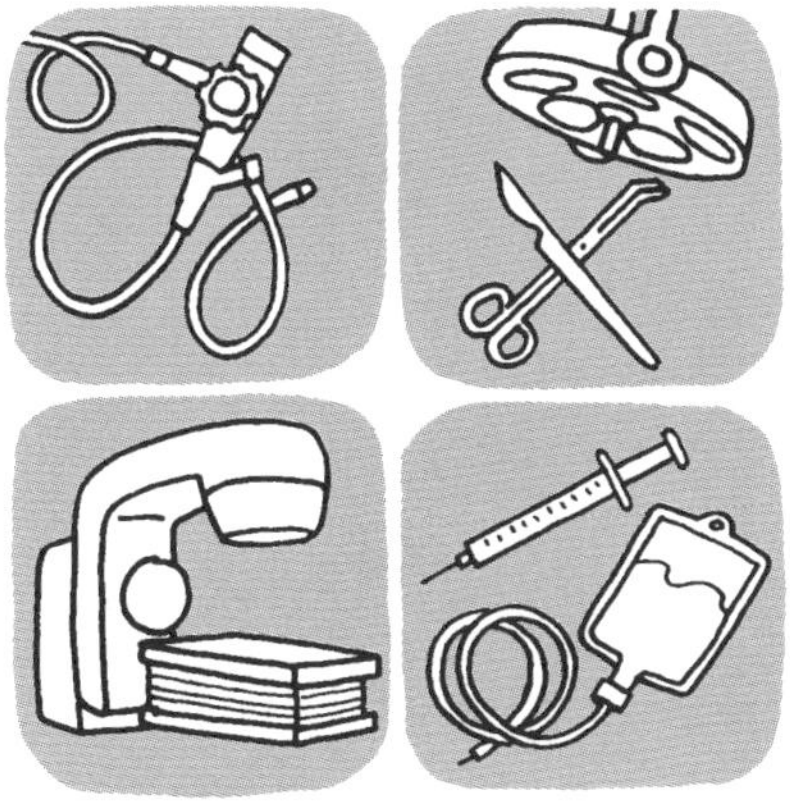

11

手術を受けると、必ず声は出なくなる

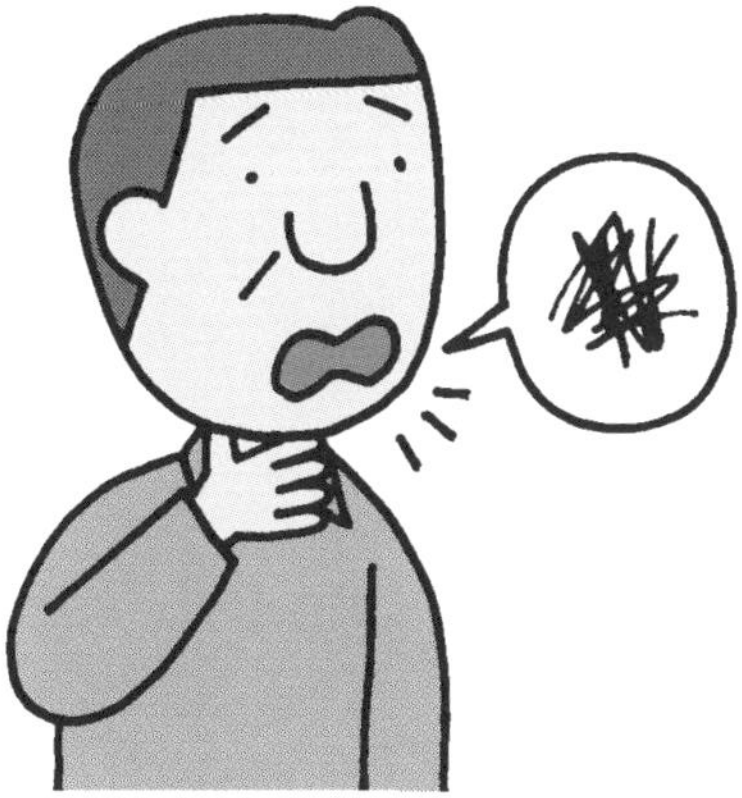

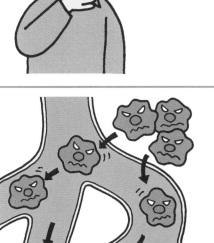

12

食道がんは転移や再発が起こりやすい

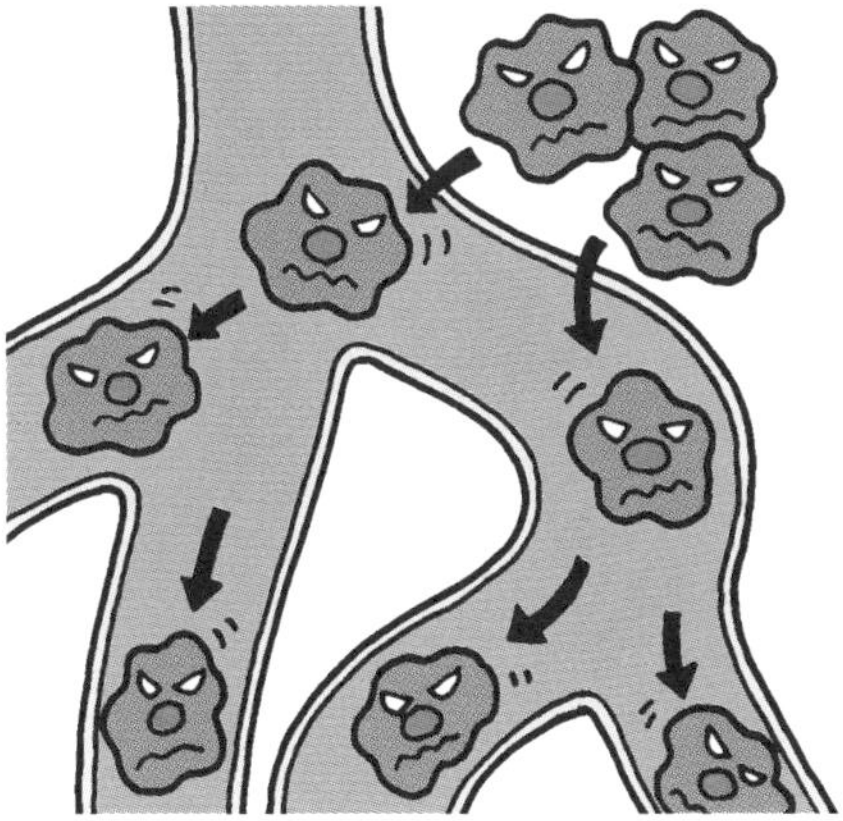

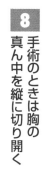

解答と解説

自分や身近な人が食道がんとわかったときには、だれしも動揺するものです。けれど、正しい知識は不安を鎮める大きな力になります。不正解が多かった人はもちろん、全問正解の人も、さらに詳しく学んでいきましょう。

1 ×　食道がんの発生率はそれほど高くありません。しかし、ほかの多くのがんと同様、年齢が高くなるほど発生しやすく、高齢社会の日本では患者数が増加傾向にあります（→66ページ）。

2 ○　喫煙と過度の飲酒は、食道がんをまねく二大要因。野菜不足の食事なども影響しているとされます。食道がんになりやすい生活習慣をもつ人が中高年男性には多いのです（→14ページ）。

3 ○　よく胃から酸っぱいものがこみ上げてくる、胸やけがするという人は要注意。逆流性食道炎かもしれません。食道の粘膜が変性し、がんができやすくなることがあります（→16ページ）。

4 ×　食道が通っているのは、じつは心臓の後ろ側。背骨のすぐ前にあります。大動脈や肺など、重要な臓器に囲まれているだけに、手術はむずかしくなりがちです（→11ページ）。

5 ×　食道がんが進行すると、飲み込みにくさなどの症状が出てきます。しかし、似たような症状を示すほかの病気はたくさんあります。症状だけでは診断できません（→20ページ）。

6 ○　食道の壁は薄く、進行が早いのが特徴です。発見時、すでに進行がんの状態だったということも少なくありませんが、落胆しないでください。治療手段はいろいろあります（→34ページ）。

7 ○　ごく早期の段階で発見することができれば、口から内視鏡を入れ、病巣と周囲の粘膜を取り除くだけで治療が完了することもあります（→44ページ）。

8 ×　食道がんで「開胸手術」をおこなう場合でも、胸を縦には切りません。体の脇から背中にかけて大きく切開します。さらにおなかや首も切ることが多く、大がかりな手術になります（→49ページ）。

9 ○　胸腔鏡や腹腔鏡《ふくくうきょう》など、医療用カメラで体の中の様子を確認しながらおこなう「鏡視下手術」を実施する医療機関が増えています。ただし、病状などにより、開胸手術となる場合もあります（→50ページ）。

10 ×　抗がん剤を使った化学療法と放射線療法を組み合わせた化学放射線療法は、食道がんの標準的な治療法のひとつ。比較的高い治療効果が認められています（→68ページ）。

11 ×　がんの位置によっては、食道だけでなく声帯も切除するので、自然には声が出せなくなります（→52ページ）。しかし、食道がんの多くは声帯を残せるので声は失われません。

12 ○　残念ながら、食道がんは転移や再発が起こりやすいがんのひとつです（→96ページ）。ただし、年々、治療法が進み、転移・再発なく元気に過ごせるようになる人も増えています。

1

食道に、いったい なにが起きている?

「食道がんかもしれない」と心配している人も、
すでに診断がついているという人も、
まずはしっかり基礎知識を押さえておきましょう。
そもそも食道はどんな臓器で、どこにあるのでしょうか？
食道がんはどんな特徴をもっているのでしょうか？
現状を正しく知ることが、適切に対処していくための第一歩です。

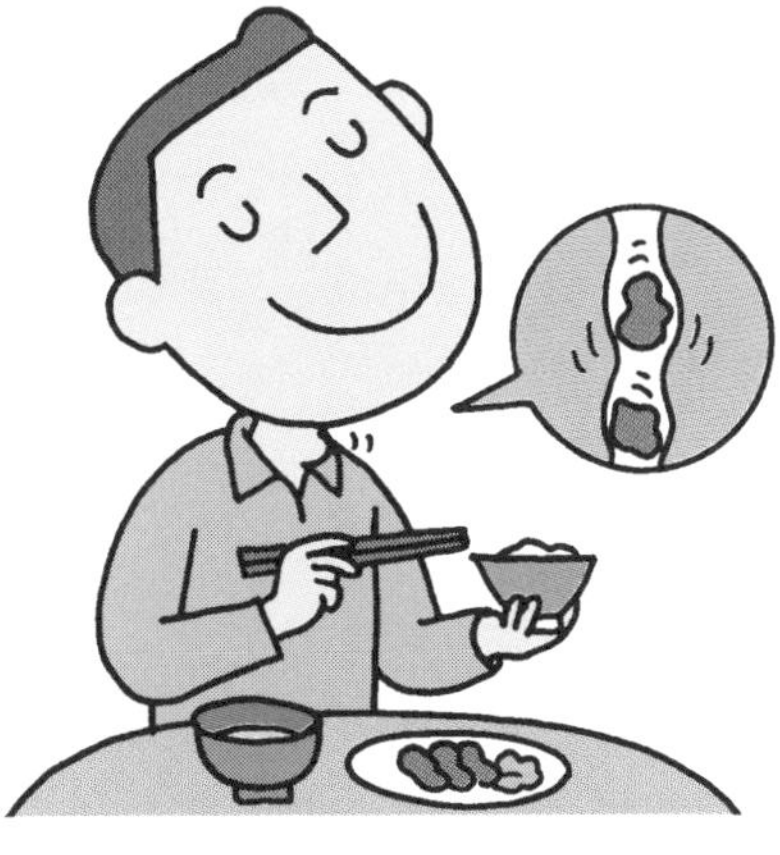

首からみぞおちまでをつなぐ一本の管

食道は、咽頭《いんとう》（のど）から胃の入り口までを結ぶパイプ状の臓器です。食道がある位置や壁の薄さなどといった構造上の特徴は、食道がんの特徴や治療にも大きく関係しています。

食道の働きと構造

食道は消化器官のひとつ。胃腸のような消化機能はありませんが、食道の壁をつくる筋肉の動きによって飲食物を胃に送り込む働きがあります。

長さは約25cm

口の奥にある咽頭は、胃に向かう食道と肺に向かう気管につながっています。咽頭の真下から胃の入り口までの管が食道です。

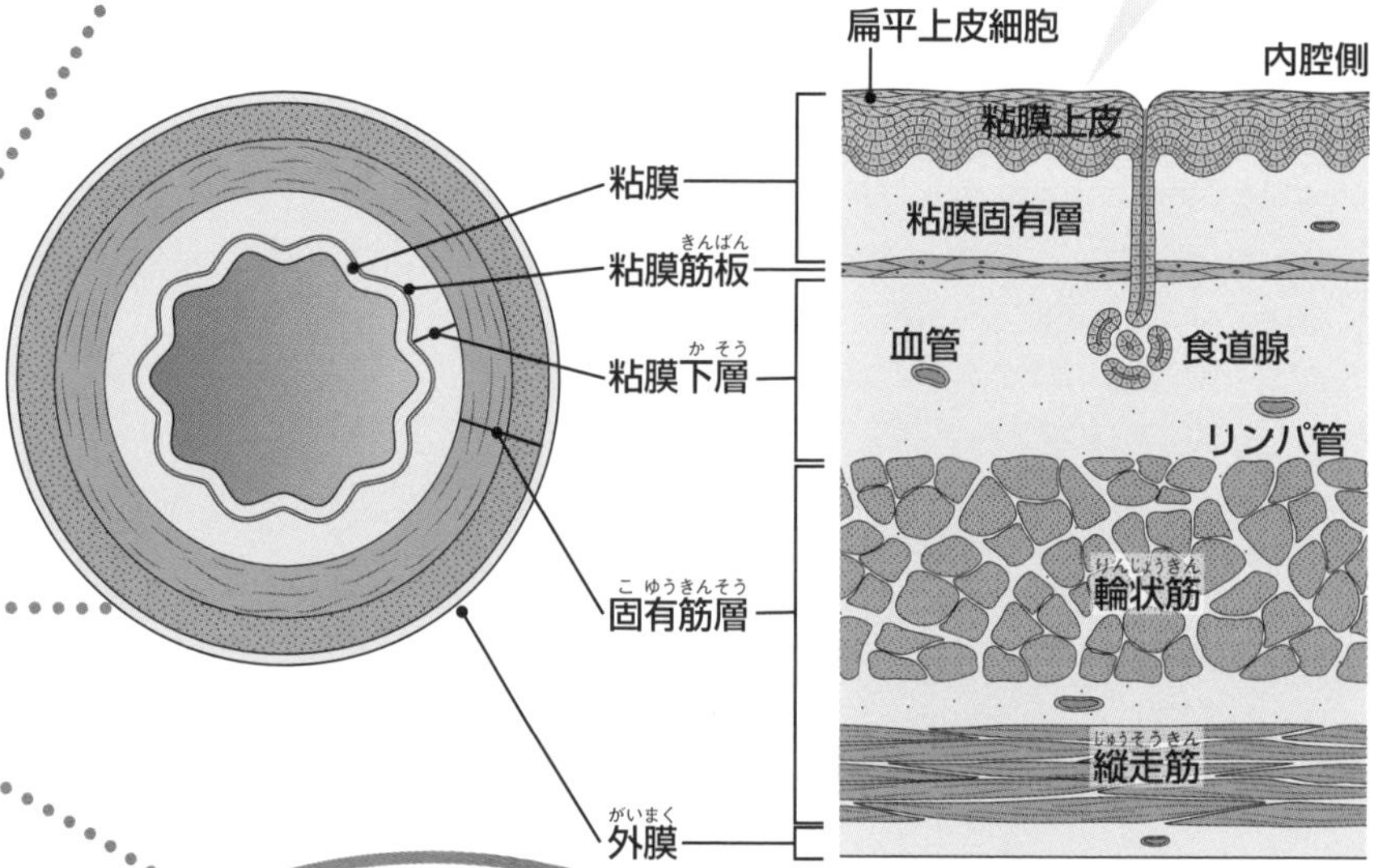

内腔《ないくう》表面は粘膜

粘膜の表面には扁平上皮《へんぺいじょうひ》細胞という平たい形をした細胞が並んでいる。食道腺《しょくどうせん》から分泌される粘液がこれを覆っているので、飲食物が滑らかに通過していく

太さは約2〜3cm、壁の厚みは4mmほど

食道の壁は、粘膜や筋肉などが層状に重なってできています。胃や腸をはじめ内臓の多くは漿膜《しょうまく》という強い膜に覆われていますが、食道には漿膜がありません。

外側は意外と無防備

食道壁のいちばん外側にある外膜は、気管など隣り合う臓器との隙間を埋めるもやもやとした組織。丈夫な膜で覆われていないため、食道にできたがんは周囲組織に広がりやすい

知っておきたい、食道という臓器のこと

これまで、食道の存在を意識する機会はあまりなかったかもしれません。

しかし、食道がんの疑いがあるとわかったり、治療を始めることになったりしたのなら、食道の構造や働きについて、ひととおり理解しておきましょう。食道が今どんな状態なのか、どのように治療していくのかを理解するには、基礎的な知識も必要です。

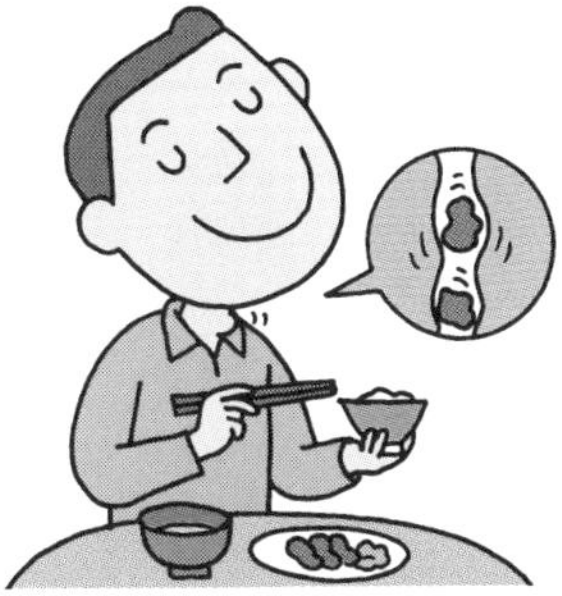

飲食物は「ゴクン」と飲み込んだところから食道に入り、液体ならわずか1秒、固体のものなら5〜7秒ほどで胃に送られていく

むにゅむにゅとした動きで飲食物を胃に送り込む

口から入った飲食物は、重力によって胃に落ちていくわけではありません。食道の壁をつくる筋肉が上から下へと順々に収縮をくり返すことで、胃へと送り込まれていきます。この動きを蠕動運動《ぜんどううんどう》といいます。寝たままの姿勢でも飲食物が胃の中にきちんとおさまるのは、食道がくり返す蠕動運動のおかげです。

周囲には重要な臓器がいっぱい

食道は体のほぼ中央、背骨の前側に位置しています。隣り合って接する気管だけでなく、その周囲には肺や心臓、心臓から出ている大動脈、横隔膜《おうかくまく》など、重要な臓器や組織がたくさんあります。

逆流を防ぐしくみがある

口にしたものの流れは、基本的には一方通行。食道と胃の境目である噴門《ふんもん》は、ふだんは下部食道括約筋《かぶしょくどうかつやくきん》によって閉じられており、胃の中のものが逆流しないように防いでいます(→17ページ)。

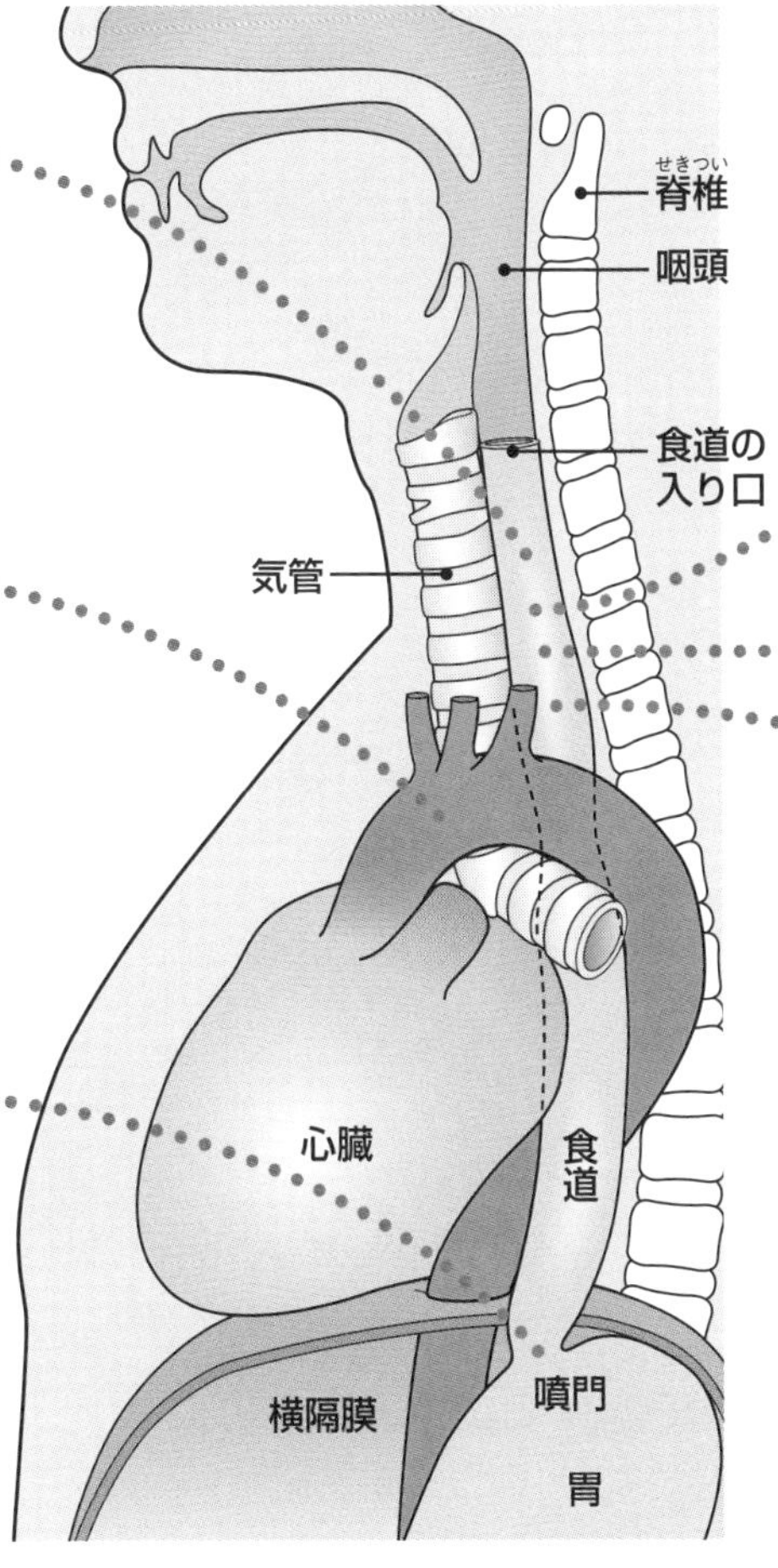

食道がんができる部位

食道の中央付近に多いが下部でも増加傾向

細長い食道のどこにがんができているかで、がんの性質に違いがみられたり、手術の方法が変わってきたりします。近年、日本でも欧米に多い食道下部のがんが増えてきています。

がんのある部位で呼び名が違う

食道がんは、がんがある位置によっていくつかのグループに分けられます。呼び名が違うだけでなく、それぞれに特徴があります。

頸部《けいぶ》食道がん

食道の入り口から約3cmの範囲。咽頭や喉頭《こうとう》などにもがんが広がりやすい

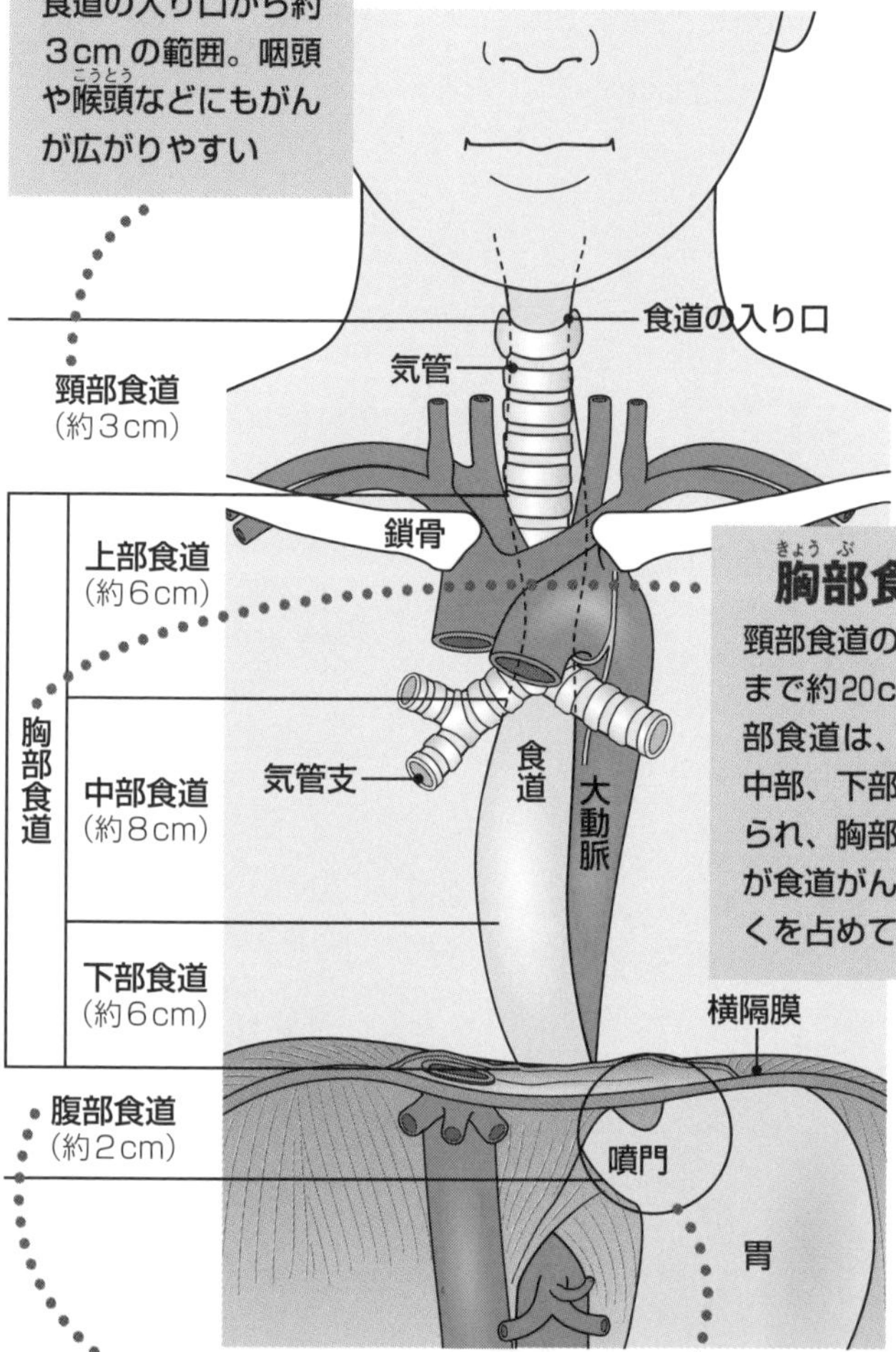

胸部《きょうぶ》食道がん

頸部食道の下から横隔膜まで約20cmの範囲。胸部食道は、さらに上部、中部、下部の3つに分けられ、胸部中部食道がんが食道がん全体の半数近くを占めている

腹部食道がん

横隔膜の下から噴門まで約2cmの範囲。近年、増えているがんのひとつ

食道胃接合部がん

腹部食道と噴門から下2cmの範囲にできるがんは、1つのグループとして扱われるようになってきている(→31、56ページ)

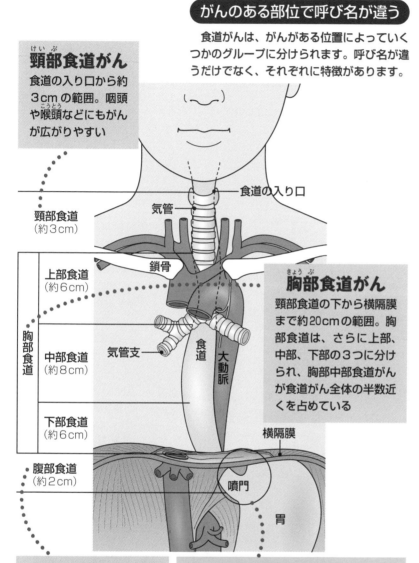

「できやすい部位」に変化あり

日本人の食道がんでもっとも多いのは胸部食道がんですが、胸部食道でも下のほう、あるいは腹部食道や胃と接する部分にできるがんが増えています。

いちばん多いのは胸部食道にできるがん

一貫して多いのは胸部食道にできるがんで、食道がんの8～9割を占めています。

ただし……

下のほうにできるがんが増えている

胸部食道のなかでも胸部下部食道、さらに腹部食道をあわせた「食道の下のほうにできるがん」が増えています。食道下部にできるがんは、腺がん（→31ページ）というタイプのがんも少なからず含まれており、ほかの部位にできる食道がんとは異なる性質がみられます。

▼食道がんが占める位置の割合

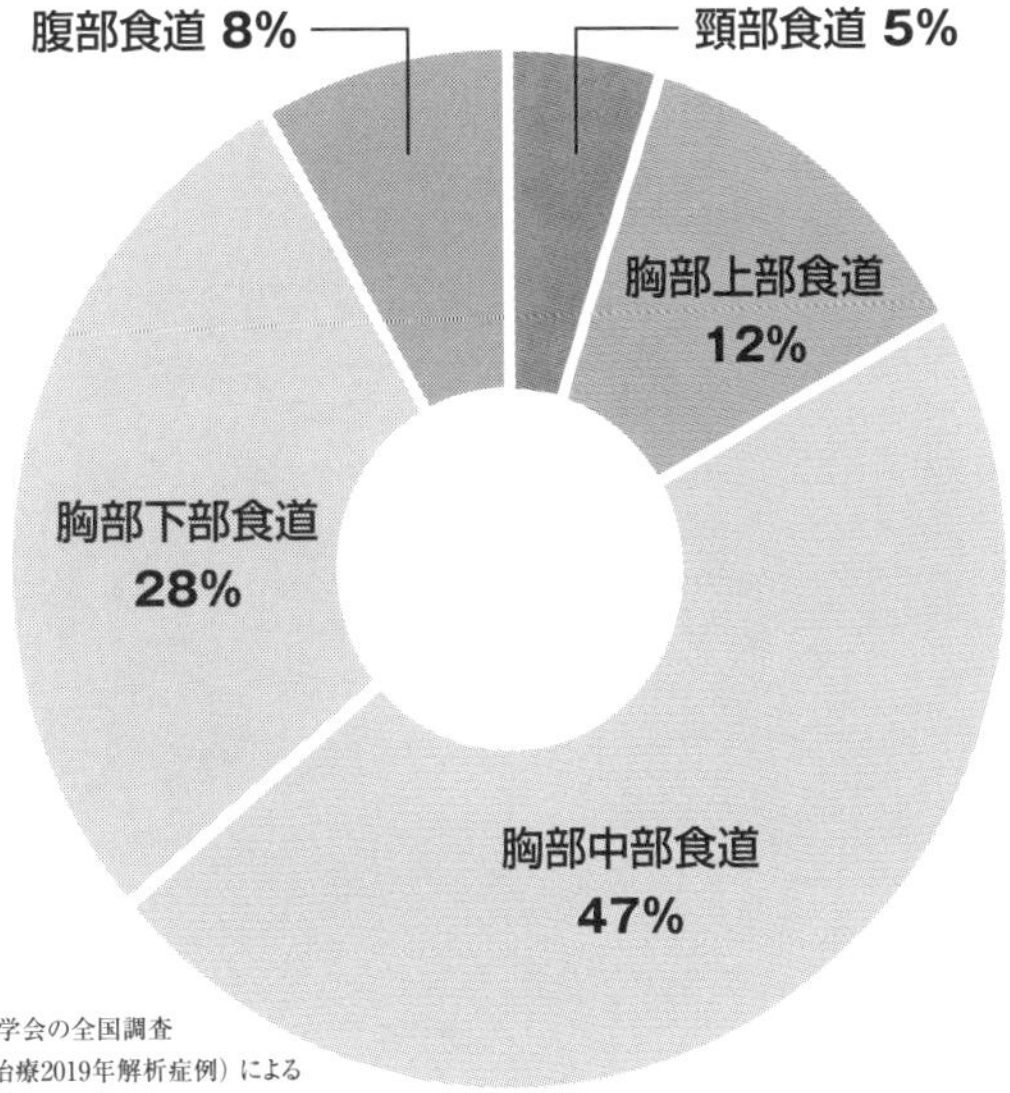

日本食道学会の全国調査（2013年治療2019年解析症例）による

▼胸部下部食道がんと腹部食道がんが占める割合の変化（恵佑会札幌病院の例）

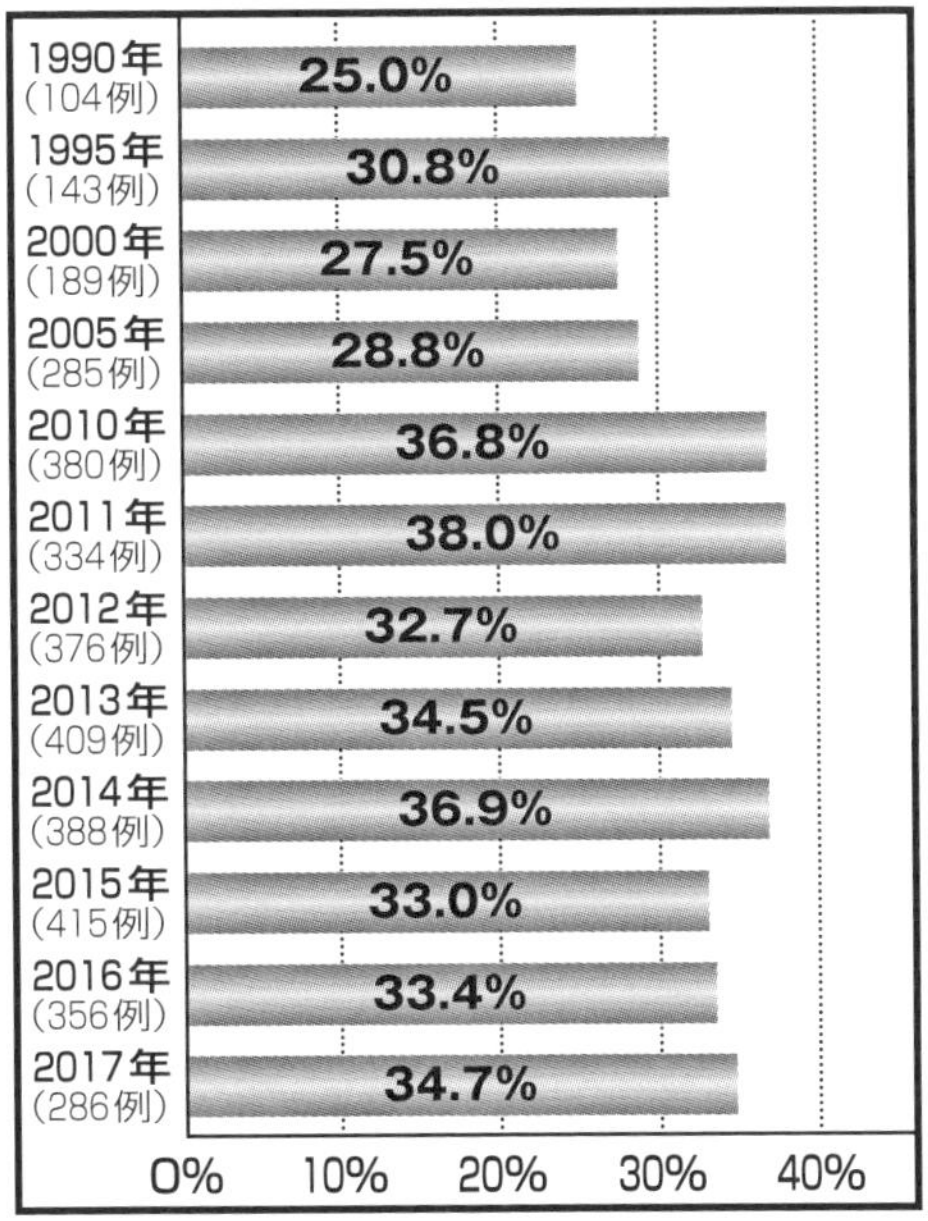

食道がんも欧米化の傾向がみられる

欧米の食道がんは、食道の下のほうにできる、バレット食道（→16ページ）という粘膜異常がもとで発生するタイプが主流です。これは以前からずっと多かったわけではなく、一九九〇年頃より急速に増加しています。

食道の中央付近のがんが多い日本でも、欧米ほどではありませんが、食道の下のほうにできるがんが少しずつ増えています。

発がんのしくみ①

生活習慣のなかに危険な要因が潜んでいる

がんは異常細胞が増殖をくり返し、正常な組織を侵していくもの。がんを生み出す要因の多くは、生活習慣のなかに潜んでいます。とくに飲酒と喫煙は、食道がんと大きく関係しています。

食道がんのリスクを高める生活習慣

食道を通過していく刺激物や、野菜不足など、生活習慣上のさまざまな要因が、発がんに影響しています。

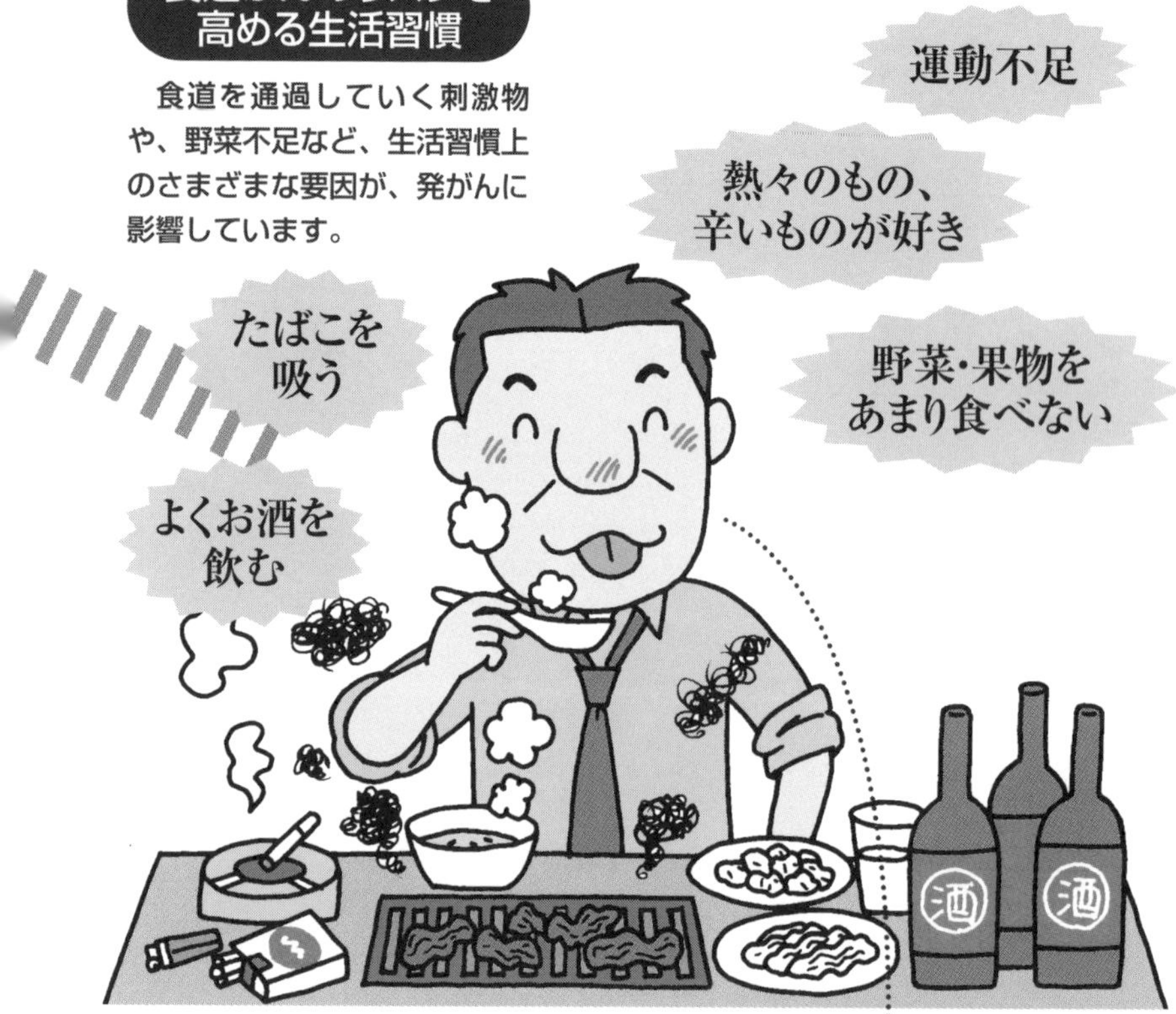
運動不足
熱々のもの、辛いものが好き
たばこを吸う
野菜・果物をあまり食べない
よくお酒を飲む
酒
酒

飲酒で顔が赤くなる人はとくに危険

お酒を飲むと顔が赤くなる人は、遺伝的にアルコールを分解する力が弱く、アルコールの分解過程でできるアセトアルデヒドという物質が、体内にとどまりやすいことが知られています。アセトアルデヒドは、発がんにかかわる物質のひとつ。飲酒量が増えれば増えるほど、食道がんを引き起こすおそれが高くなってしまいます。

長年の生活習慣の影響でがんが発生しやすくなる

細胞の増殖にかかわる遺伝子の変異が積み重なり、異常に分裂・増殖したできものを腫瘍といいます。なかでも、ほかの臓器に入り込んだり、ほかの部位に転移したりする悪性度の高い腫瘍が悪性腫

食道がんは こうして生まれる

がん細胞も、もともとは体をつくる細胞のひとつ。遺伝子が傷つくことで性質が大きく変わり、正常な組織をおびやかす困った存在になってしまうのです。

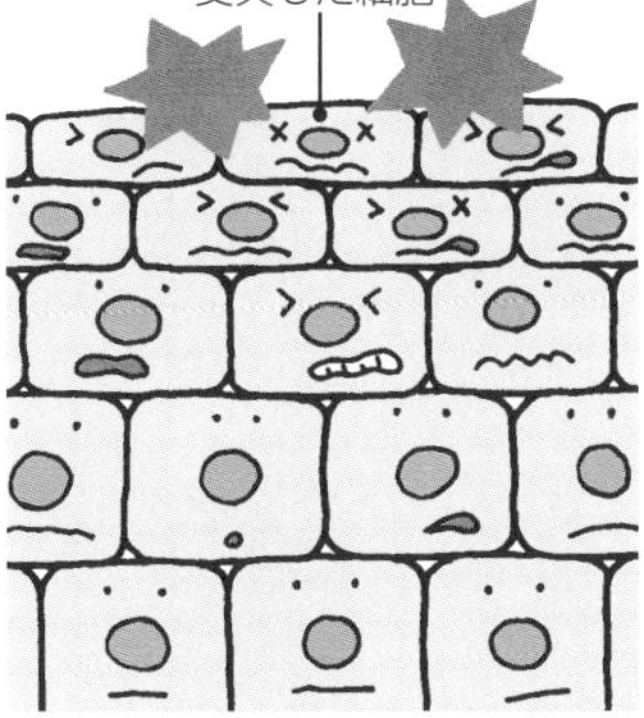

危険な習慣が続く

とくに連日の大量飲酒、若いときからの喫煙習慣は危険

細胞の傷がくり返される

危険因子の刺激で傷つき、食道を構成する細胞の遺伝子が変異する。変異しても通常は自然に修復されるが、変異がくり返されるうちに修復できなくなっていく

がん細胞ができる

遺伝子の変異が積み重なり、無限に増殖する性質をもったがん細胞ができる

発がん がん細胞がどんどん増えていく

危険因子の刺激が減らないと、がん細胞が多くでき、排除しきれなくなる。残ったがん細胞は細胞分裂のコントロールがきかなくなるため、どんどん増えていく。やがて肉眼でもみえる大きさに成長し、悪性腫瘍(がん)となる

異常があるから排除される

がん細胞ができても、必ずしも発がんに至るわけではない。異物を排除する免疫のしくみにより、がん細胞は排除されたり死滅したりしている

暑さ、寒さも関係する!?

暑い地域、寒い地域は度数の高い酒や辛いものなど、刺激的なものを好む人が多いためか、食道がんが多い傾向がみられます。

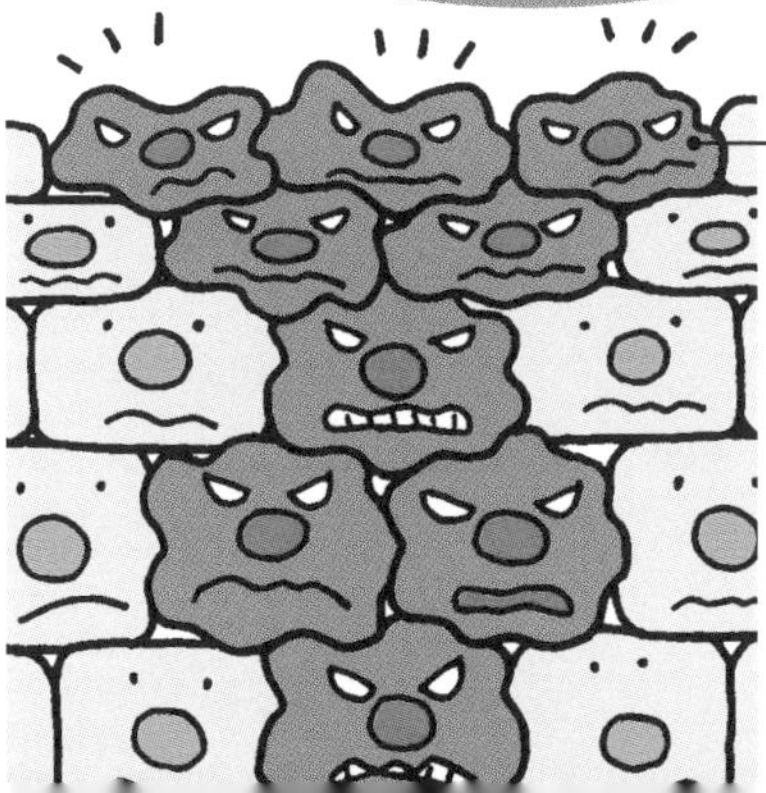

瘍、すなわち「がん」です。遺伝子を傷つける要因の多くは生活習慣のなかにあります。

食道がんは男性のほうが女性の六倍ほど多いのですが、これは食道がんのリスクを高めるような生活習慣をもつ人が男性に多いためと考えられています。女性だからといって安心はできません。危険な生活習慣は男女を問わず減らすことが必要です。

危険な「バレット食道」を生む逆流性食道炎

長引く食道の病気が、食道がん発生の素地をつくってしまうことがあります。

近年、注目されているのがバレット食道という粘膜異常です。逆流性食道炎などがある人は要注意です。

胃酸にさらされ粘膜が変質する

食道と胃はつながりあう臓器ですが、粘膜のつくりが異なります。胃酸のような強い酸にも負けない胃の粘膜と違い、食道の粘膜は強い酸にさらされると傷つき、変質してしまうことがあります。

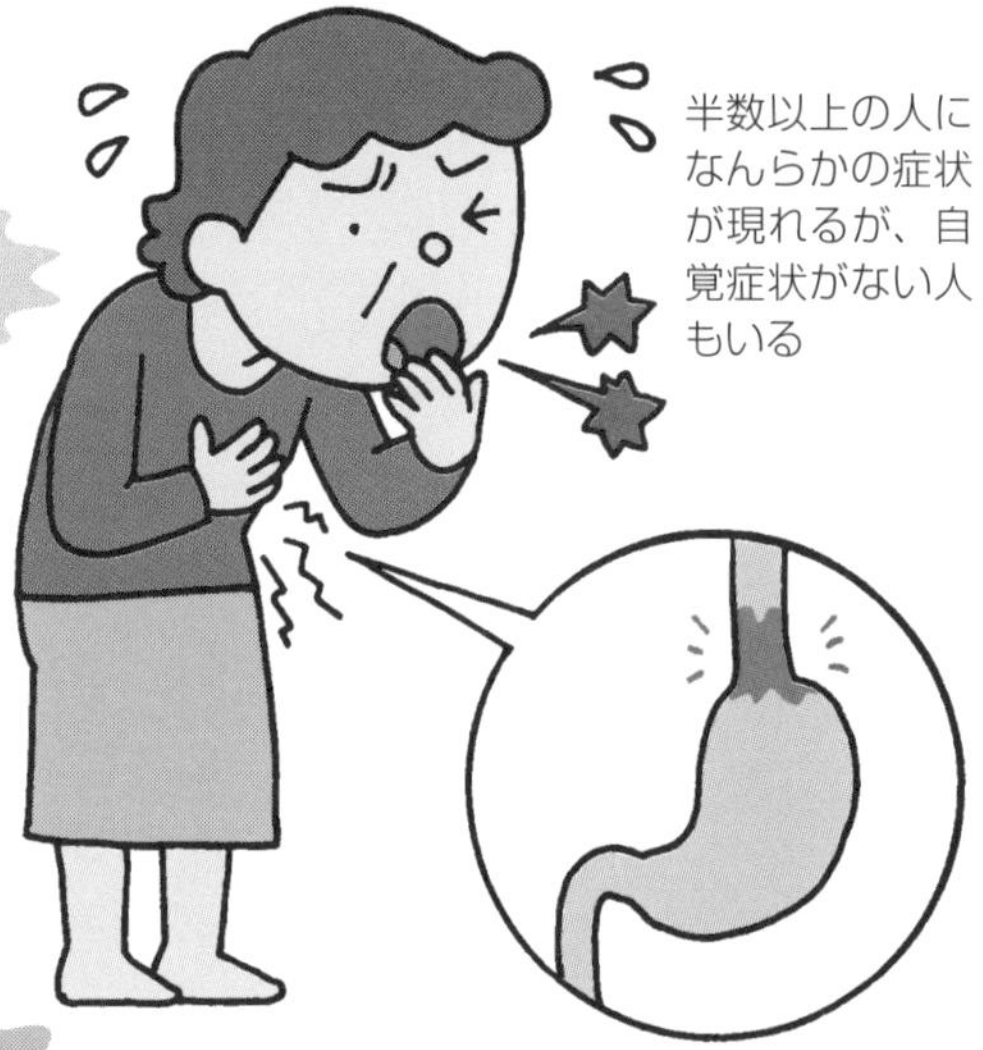
半数以上の人になんらかの症状が現れるが、自覚症状がない人もいる

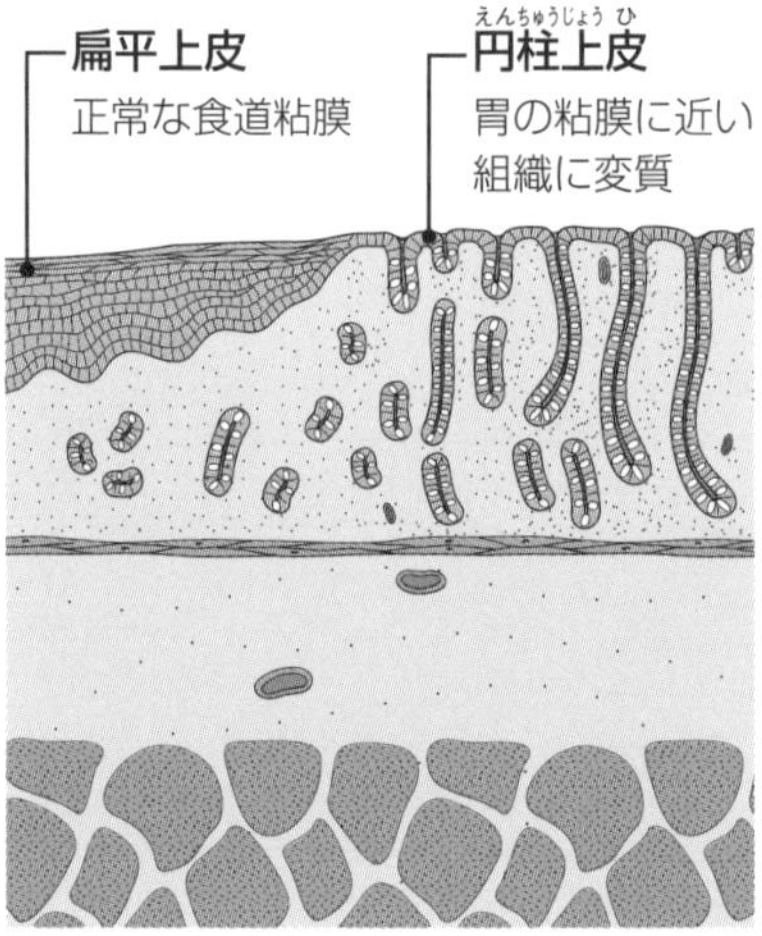

逆流性食道炎

胃の内容物が食道に逆流、食道粘膜が胃酸によって傷つけられ、炎症が起きている状態

▼逆流性食道炎で起こりやすい症状

- 胸やけ
- 胃もたれ
- 酸っぱいものがこみ上げる
- のどの不快感
- 吐き気
- 自覚症状はないことも

バレット食道

食道粘膜が変質し、大きさや形の異なる細胞が入り乱れた状態。この状態を最初に報告した医師の名前にちなんで、バレット食道と呼ぶ。胃に近いところほど起きやすく、腺がん（→31ページ）の原因になりやすい

逆流性食道炎の原因は主に2つ

直接的には2つの原因が考えられますが、その背景には、「食べ過ぎ」「肥満」などの生活習慣があると考えられます。

逆流性食道炎とわかれば、生活習慣の見直しとともに、必要に応じて薬物療法をおこない、胃酸の逆流のくり返しを防ぐことが大切です。

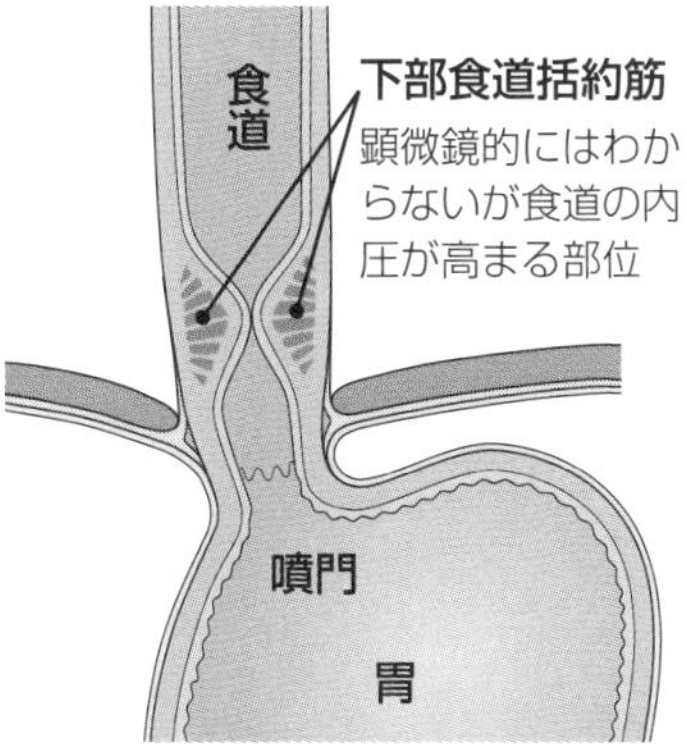

下部食道括約筋のゆるみ

下部食道括約筋は、食道と胃の境目である噴門の「門」にあたる役割をしています。飲食物が上から流れ込んできたときにはゆるんで開きますが、ふだんは閉じています。この括約筋がゆるみやすくなると、胃の内容物が食道に逆流しやすくなります。

生活習慣+年齢が影響する

- 食べ過ぎ……胃がふくらむと入り口が開きやすくなってしまう
- 脂肪分の多い食事……下部食道括約筋をゆるめるホルモンが分泌されやすくなる
- 年齢の影響……年齢が高くなるにつれ、括約筋の力が低下しがち
- 肥満・妊娠……胃が持ち上げられ、入り口が開きやすくなってしまう
- 胃や食道の手術のあと……括約筋や噴門を取り除くと、逆流を防ぐしくみそのものがなくなってしまう（→57ページ）

胃酸過多

胃の中で分泌される胃酸の量が多いと、逆流する胃の内容物に含まれる胃酸も多くなり、食道粘膜を強く刺激します。

括約筋の締まりすぎも問題

飲み込んでも食道の蠕動運動がうまく起こらなかったり、下部食道括約筋が締まったままになったりする、「食道アカラシア」という病気も食道がんと関係しています。

食道内にとどまった飲食物の刺激で食道炎をくり返したり、飲食物が気管に入り込んで誤《ご》嚥《えん》性《せい》肺《はい》炎《えん》（→63ページ）を起こしやすくなったりもします。原因不明で比較的まれな病気ですが、思いあたる症状があれば検査を受けておきましょう。

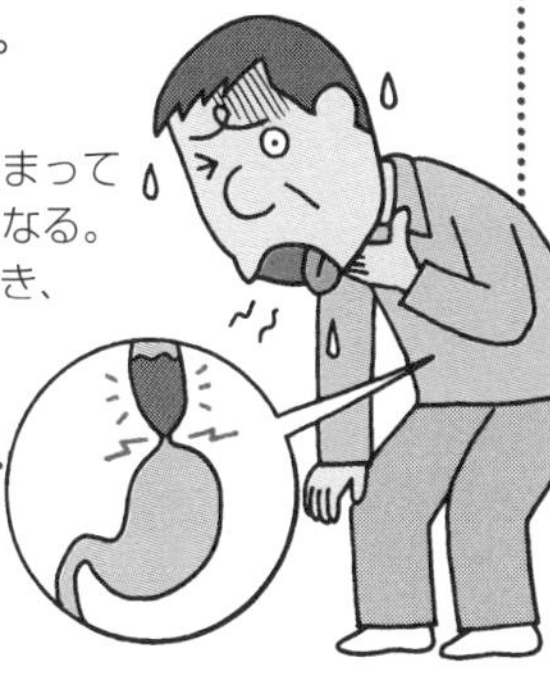

食べものが通過せず詰まってしまうので胸が苦しくなる。冷たいものを飲んだとき、ストレスが強いときなどに起こりやすい

くり返す食道炎ががんの温床をつくる

食道の下のほうにできるがんが増えるなか、注目されているのがバレット食道と呼ばれる、食道粘膜の変化です。バレット食道は逆流性食道炎のくり返しによって生じやすく、荒れた粘膜からがんが発生する危険性も高まります。

食道の病気をもつ人は、病状の正確な把握が必要です。定期的に内視鏡検査を受けるようにしましょう（→26ページ）。

壁の奥に広がると転移しやすい

がんは、際限なく分裂・増殖していくというやっかいな性質をもっています。食道内にとどまらず、リンパ管や血管に入り込んで全身に広がってしまうおそれもあります。

ほとんどは粘膜に発生

食道がんの多くは、食道の内側表面を覆う扁平上皮や、食道腺に発生します（→30ページ）。がん化した細胞は急速に分裂・増殖をくり返します。

【浸潤】上下左右に広がっていく

はじめは粘膜層にとどまっているがんが大きくなるとともに食道壁の奥深くへ浸潤し、さらに食道の外へと広がっていきます。食道に隣接する気管や大動脈などに、原発巣のがんが直接浸潤していくこともあります。

放っておけば増え続ける

がんは、周囲の組織を破壊しながら広がっていきます。これを浸潤《しんじゅん》といいます。また、発生した場所から離れたところで増殖をしていくこともあります。これを転移といいます。

浸潤の程度や転移の有無は、食道がんの進みぐあいを判断する重要なポイントです。

がんが内腔側に大きくなり、食道の内腔を狭くしてしまうこともある

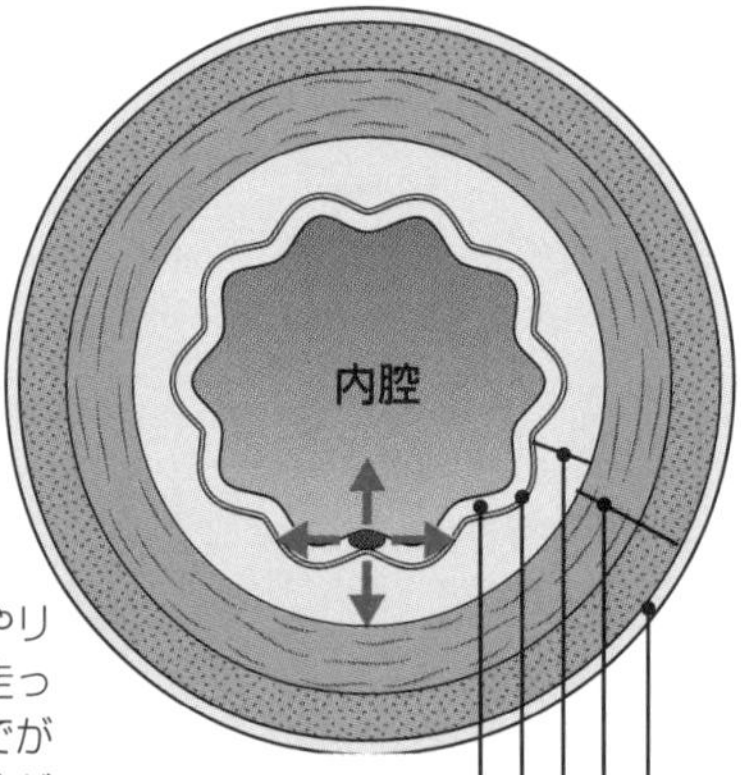

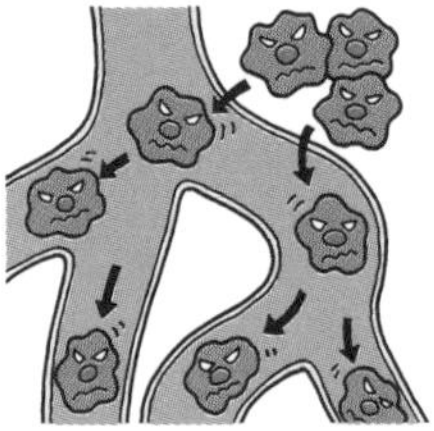

粘膜下層は血管やリンパ管が無数に走っている。ここまでがんが進むと、転移が起こりやすくなる

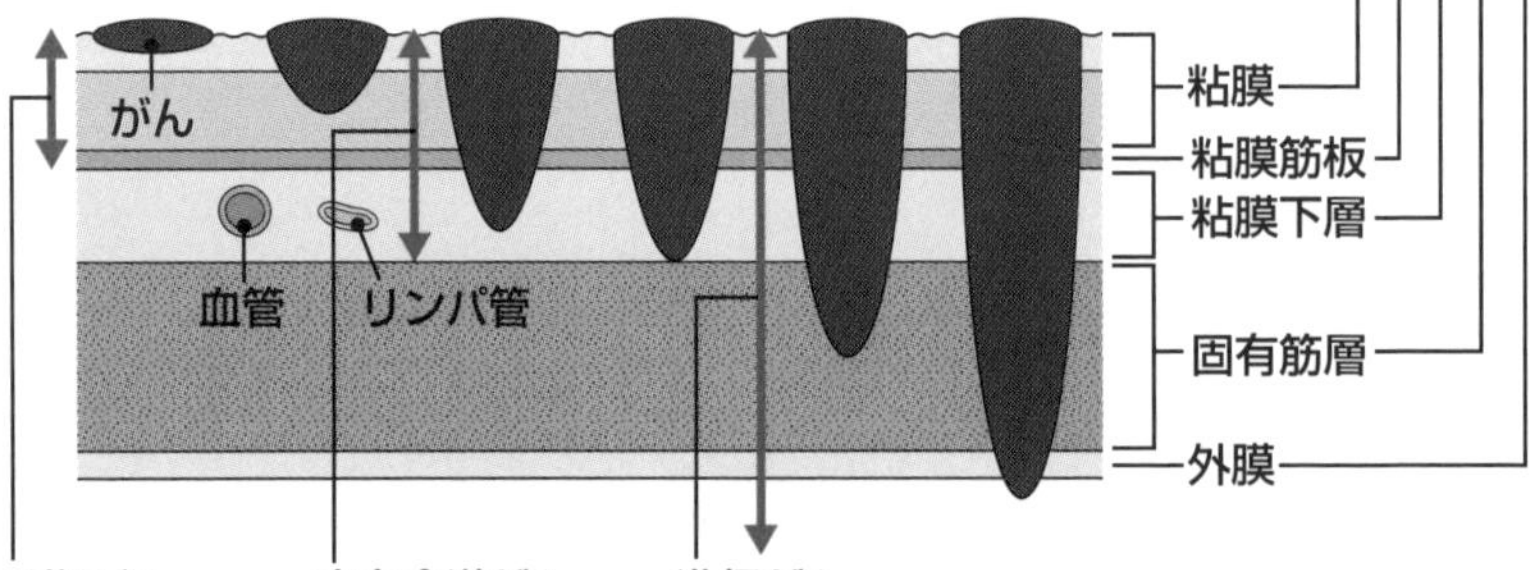

早期がん
粘膜内にとどまっているもの

表在食道がん
粘膜下層まで進んだもの

進行がん
固有筋層まで、あるいはさらに深くまで侵されたもの

原発巣とは?

最初にがんが発生したところにできている病巣が原発巣。転移してできるがんの病巣は、転移巣という

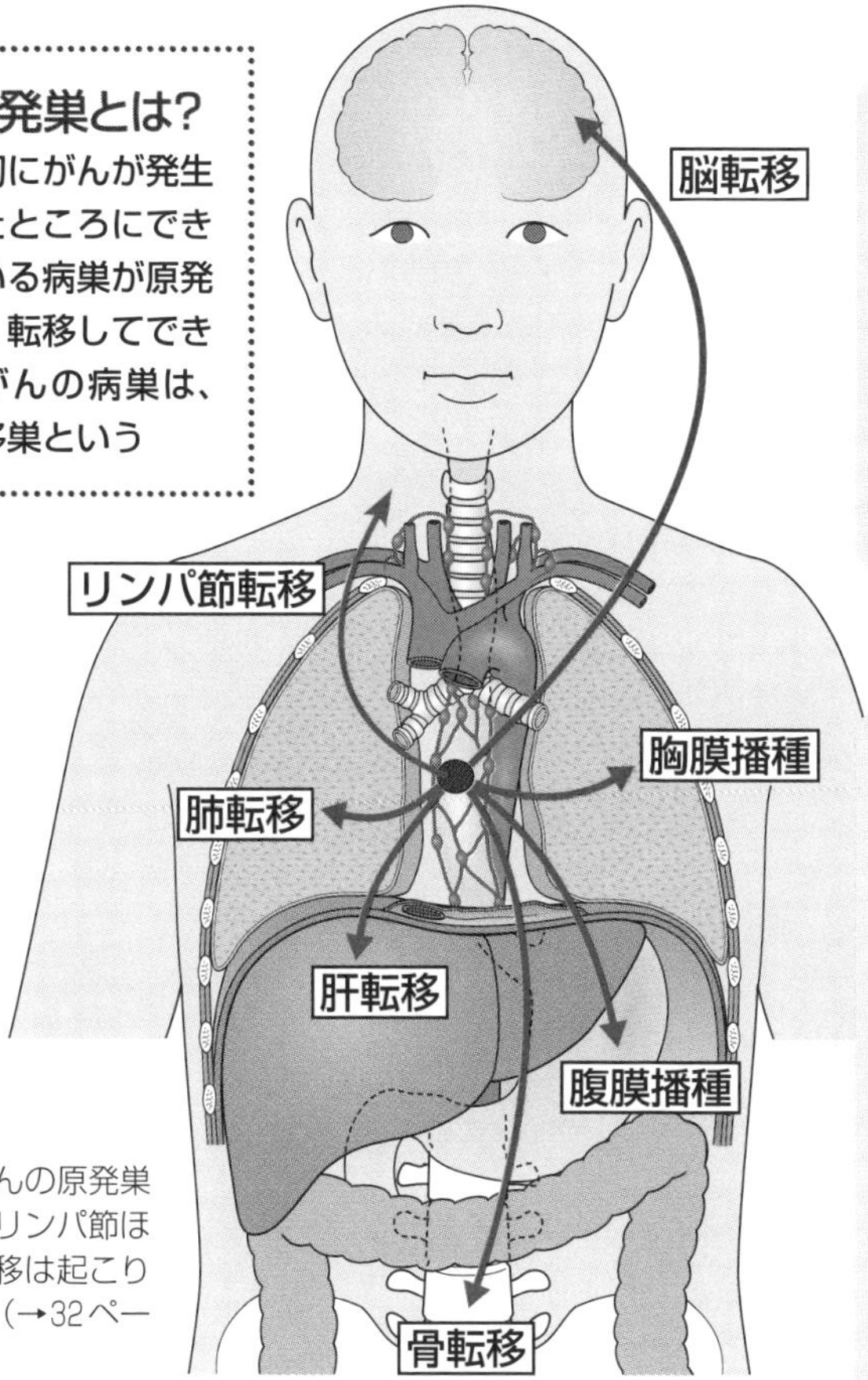

食道がんの原発巣に近いリンパ節ほど、転移は起こりやすい（→32ページ）

【リンパ節転移】
リンパ液の流れに乗って広がる

リンパ管はリンパ液（体液）の通り道で、ところどころにリンパ節という異物を排除するための濾過《ろか》装置のようなものがあります。このリンパ節にがんが入り込み、病巣をつくるのがリンパ節転移です。

【血行性転移】
血液の流れに乗って広がる

がん細胞が食道壁内を走る血管に入ってさまざまな部位に運ばれ、流れ着いたところで大きくなっていくのが血行性転移です。肺や肝臓、骨、脳など、さまざまな臓器に転移する危険性があります。

たとえば肺に転移して病巣をつくった場合は「食道がんの肺転移」であり、「肺がん」とは呼びません。肺の細胞ががん化してできた肺がんとは異なるためです。

【播種性《はしゅせい》転移】
がん細胞がまいた種のように散らばる

播種とは「種をまく」という意味です。がんが大きくなって食道の外膜を破ると、胸やおなかの中の空間に散らばり、胸部や腹部の多種類の臓器や、臓器を覆う胸膜や腹膜に転移する危険性もあります。

リンパ液や血液に入り込みがん細胞が広がる

食道がんは、転移を起こしやすいがんのひとつです。食道壁は薄いうえに、リンパ管や血管が張り巡らされています。しかも食道の周囲には多くの臓器が密接し、たくさんのリンパ節もあります。

浸潤の程度が軽いうちに、また転移がないうちに治療できるかどうかで、治りぐあいは大きく違ってきます。できるだけ早い段階で治療を始めることが大切です。

症状

進行するまでは無症状のことが多い

どこにできるにせよ、食道がんは早期にはほとんど症状がなく、静かに進行していきます。飲み込みにくさなどの症状が現れるのは、ある程度がんが大きくなってきてからです。

がんが進むにつれ症状が現れる

早期の食道がんは、ほとんど症状が現れません。早期がんで無症状のうちにみつかれば治りやすいことも多いので、定期的な検診はとても大切です。

なんらかの症状がある場合には、一刻を争います。同じような違和感が続くようならすぐに検査を受け、がんかどうか確かめておくことが必要です。

早期がん

症状なし。まれに違和感を覚える人も

初期は無症状ですが、人によっては、熱いものや酸っぱいものがのどにしみる感じがしたり、飲み込むときに違和感を覚えたりすることがあります。

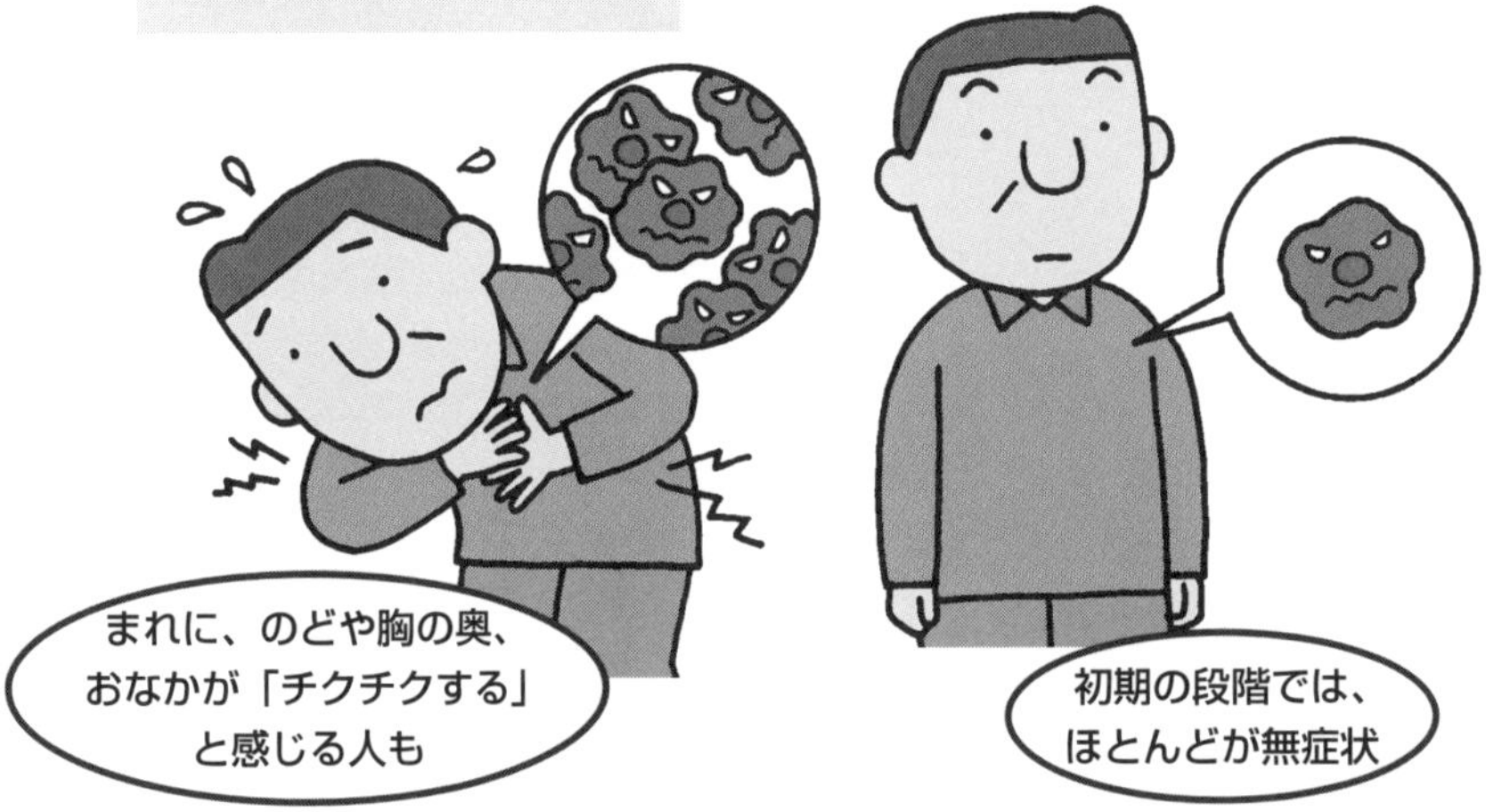

まれに、のどや胸の奥、おなかが「チクチクする」と感じる人も
初期の段階では、ほとんどが無症状

症状だけではがんかどうかわからない

細胞ががん化しても、痛みは伴いません。そのため、ほとんどの場合、早期のがんは無症状です。

しかし、がんが進行すると、大きく成長したがん組織が食道の内腔を狭めたり、周囲の臓器や神経などを圧迫したりして、正常な機能を損ねてしまいます。その結果、徐々に症状が現れてきます。

ただし、症状だけでがんの有無や進みぐあいを判断することはできません。たとえば「飲み込みにくさ」は、食道がんで現れやすい症状のひとつですが、似たような症状を示す病気はほかにもいろいろあります(→24ページ)。きちんと調べてもらいましょう。

胸やけ、胃もたれにも注意して

胸やけや胃もたれがあると、「胃が悪い」ととらえがちです。軽い場合には市販の胃腸薬でやり過ごす人も少なくありませんが、一度、食道に異常はないか調べてもらいましょう。

逆流性食道炎や、食道炎のくり返しでできるバレット食道など、がんのリスクを高める食道の病気がみつかることもあります。

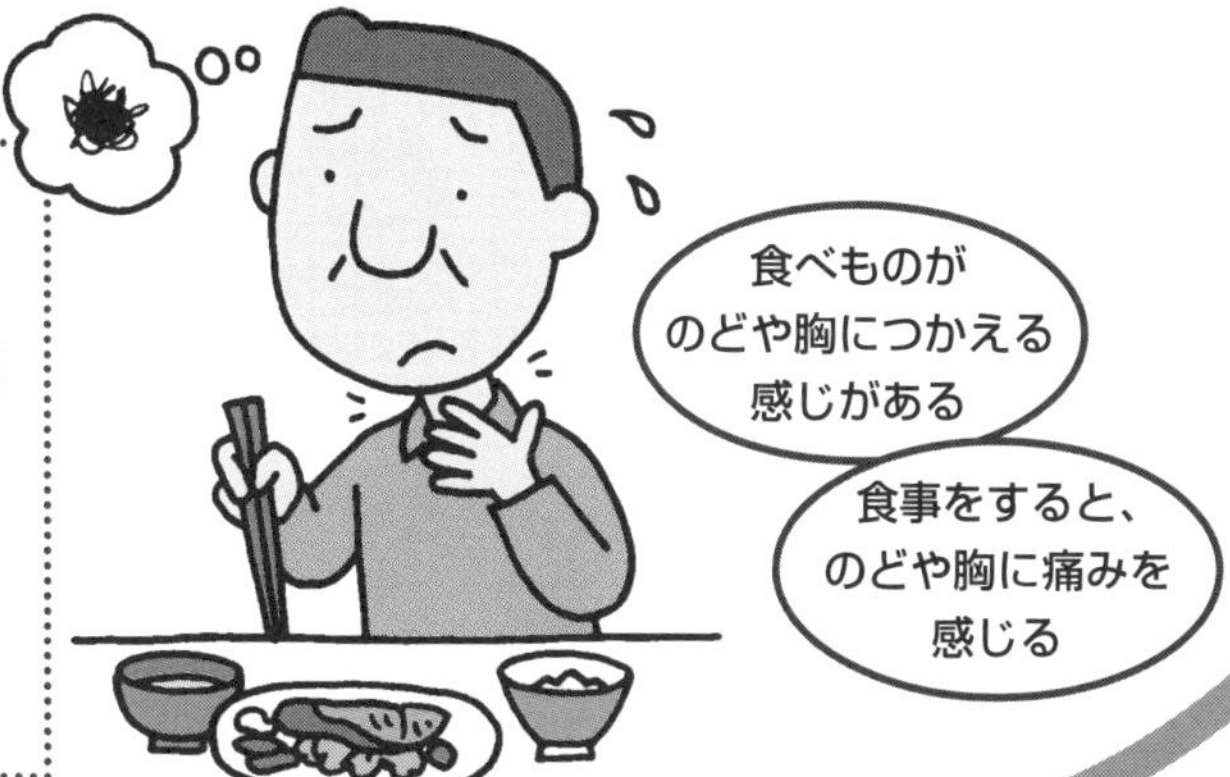
食べものが のどや胸につかえる 感じがある
食事をすると、のどや胸に痛みを 感じる

進行がん

食道の内腔が狭くなり飲み込みにくさが現れる

がんが大きくなり食道の内腔を狭めたりすると、飲み込みにくさなどの症状を感じるようになります。

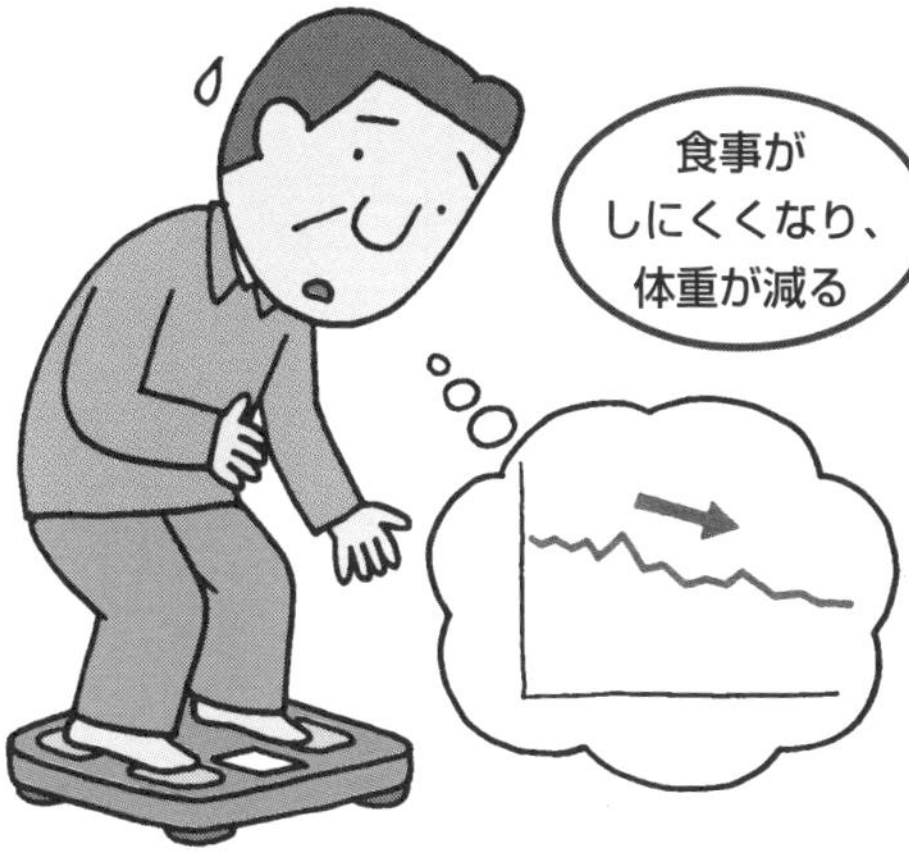
食事が しにくくなり、体重が減る

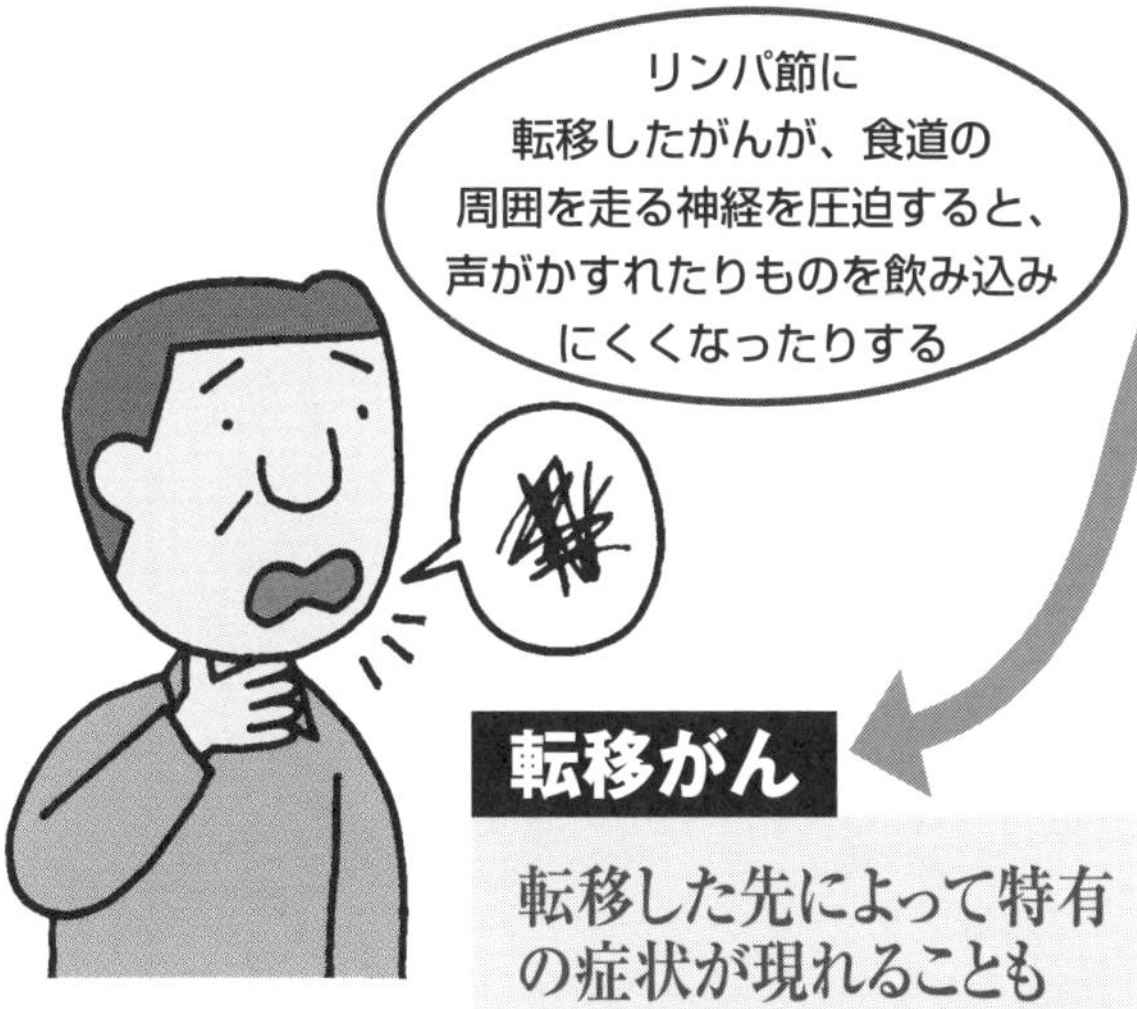
リンパ節に 転移したがんが、食道の 周囲を走る神経を圧迫すると、声がかすれたりものを飲み込み にくくなったりする

転移がん

転移した先によって特有の症状が現れることも

がんが進行し、ほかの臓器に転移すると、その臓器特有の症状が現れてきます。

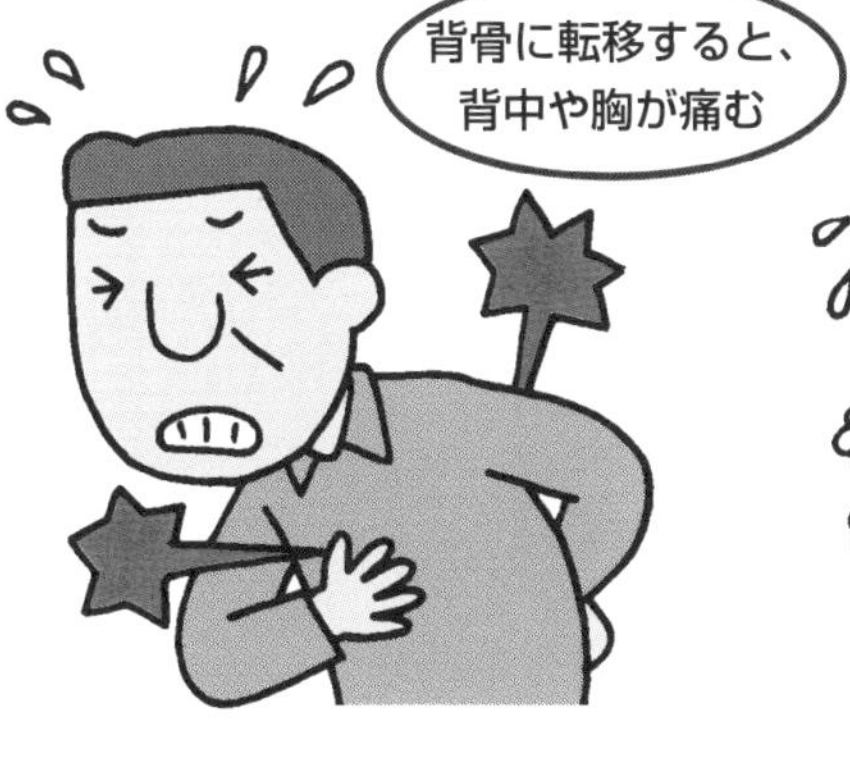
背骨に転移すると、背中や胸が痛む

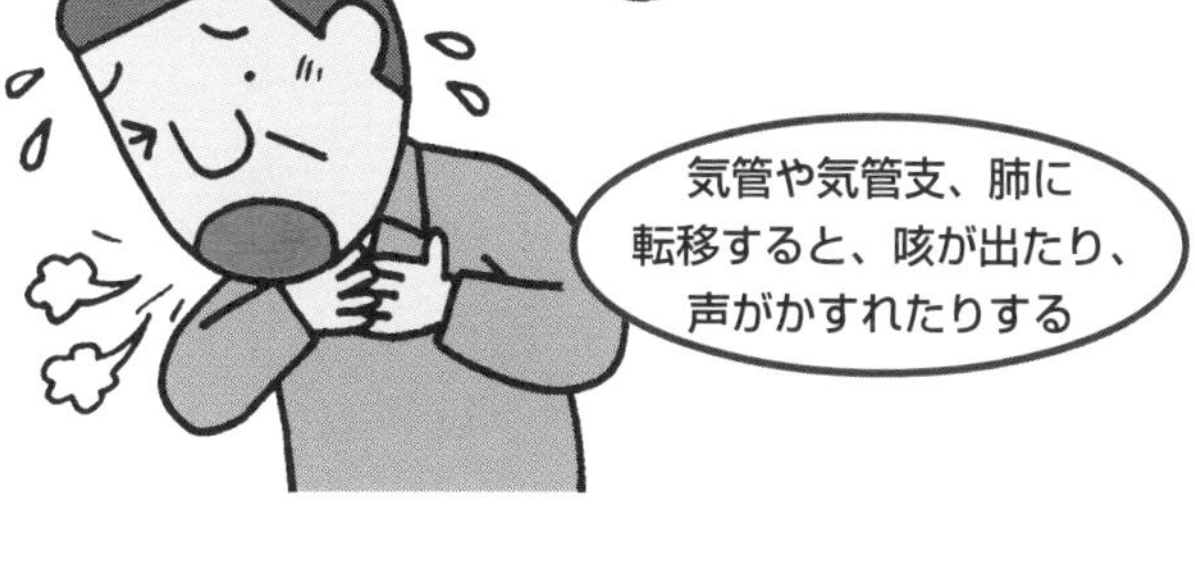
気管や気管支、肺に 転移すると、咳が出たり、声がかすれたりする

重複がん

のどや胃にもがんを併発することが多い

食道のどこかにがんがみつかったら、ほかにもがんがないか調べておく必要があります。食道内にかぎらず、ほかの臓器にもがんができていることが少なくないからです。

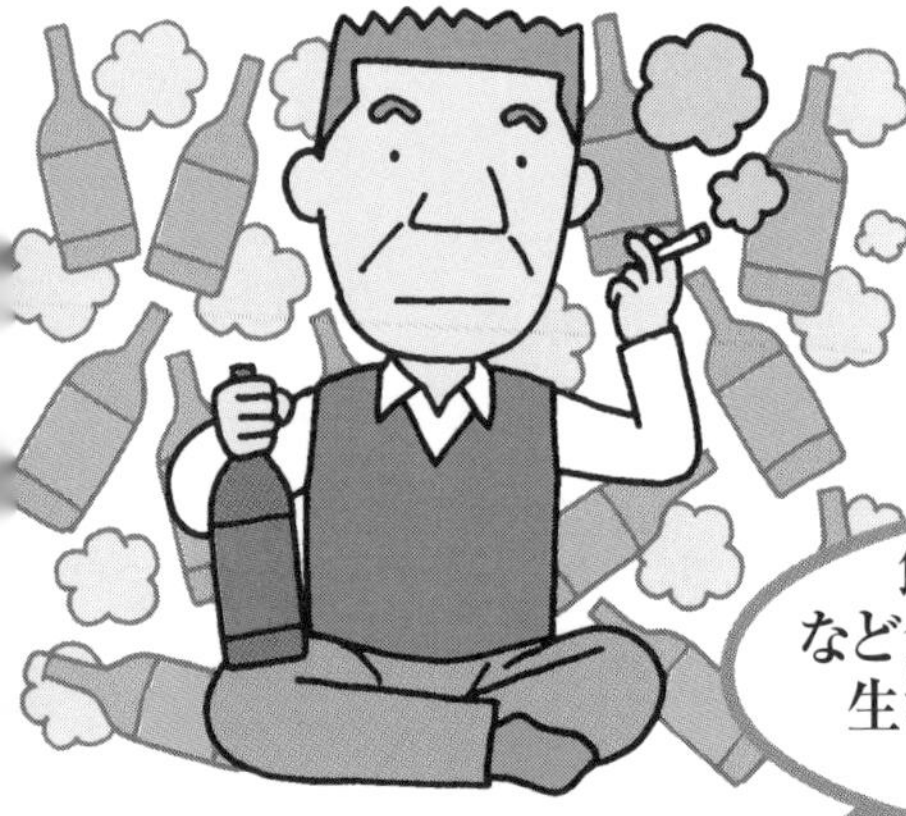

全身にがんの素地ができている

がんは1ヵ所とはかぎらない

食道がんをつくりやすくするような生活習慣は、ほかの部位にも影響を与えます。そのため、複数の場所にがんが発生してしまうことがあります。

飲酒・喫煙・肥満
など食道がんになりやすい
生活習慣が長く続いて
いると……

ほかの臓器
にもがんが発生
重複がん
食道がんの発見と同時に、
あるいは前後してほかの臓器に
がんができることがある。
食道がんからの転移ではなく、
それぞれにがんが
発生した場合を
重複がんという

食道のあちこち
にがんが発生
多発がん
食道がんが1つだけでなく
複数発生することも。同時に
発見されたものを同時性多発がん、
1つのがんを治療したあと、
食道内の別の場所にがんが
できることを異時性
多発がんという

がんが発生しやすい状態になっている

食道がんは、重複がんの多いがんとしても知られています。食道がんがみつかったら、ほかの部位にもがんができやすい状態になっていると考えておきましょう。

重複がんは、転移とは異なります。食道の組織から発生したがん細胞が、別のところで増殖しはじめたわけではなく、原発巣が複数ある状態です。

食道がんが食道から離れた臓器に転移している場合、かなり進行した状態と判断されますが（→32ページ）、重複がんの場合、必ずしもそうとはかぎりません。それぞれのがんごとに、進みぐあいを判断していきます。

食道がんは重複がんが多い

食道がんがみつかった人の３割ほどは、ほかの臓器にもがんがみつかっています。とくにのどや胃など、酒やたばこの影響を受けやすい部位にがんが重複しやすくなります。

（番号は、重複の多い順）

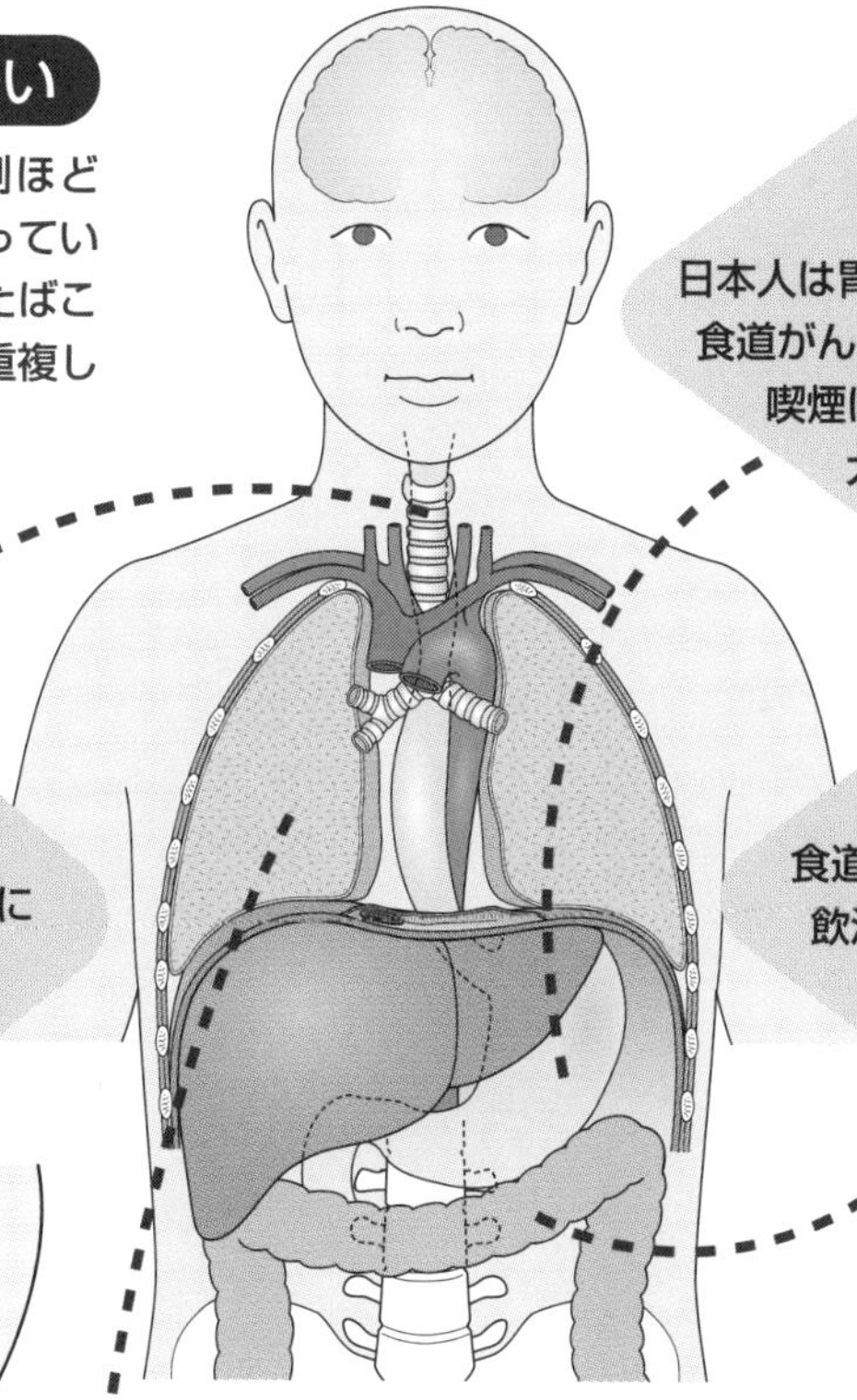

1 胃がん

日本人は胃がんが多いこともあり、食道がんと重複しやすい。また、喫煙は胃がんにとっても大きな危険因子

2 咽頭・喉頭がん

口・鼻から食道へつながる通り道が咽頭、のどの奥から気管につながる空気の通り道が喉頭。食道がん同様、飲酒と喫煙は大きな危険因子

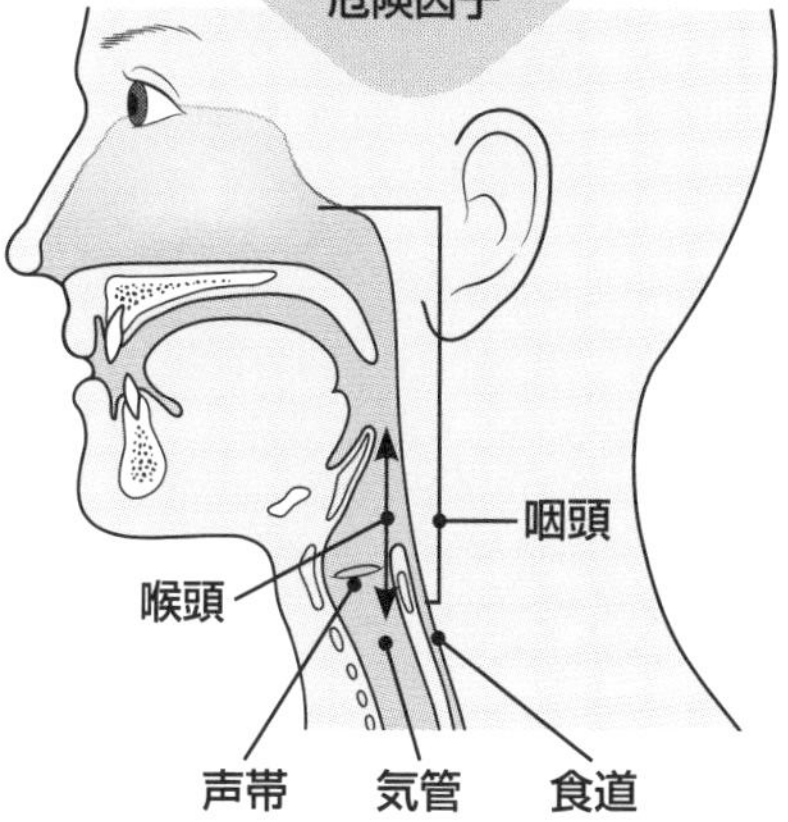

3 大腸がん

食道からつながる消化管として、飲酒の影響を受けやすいほか、喫煙や、脂肪分の多い食事も危険因子

4 肺がん

いうまでもなく、喫煙が大きな危険因子

同時に複数のがんがみつかったら!?

がんがある部位、それぞれの進行度などを確かめたうえで、治療方法を考えていきます。隣り合う臓器で、がんが限られた部位にとどまっていれば、同時に切除することも可能です。

長年にわたる喫煙歴､飲酒歴が影響するためか、食道がんの患者さんは、肺や肝臓の機能が落ちている人も少なくありません。治療法の選び方にもかかわるので、がんの有無だけでなく、全身の機能面のチェックも必要です（→39ページ）。

最初にみつかったのが、たまたま食道がんだったということも。全身の状態を調べておく

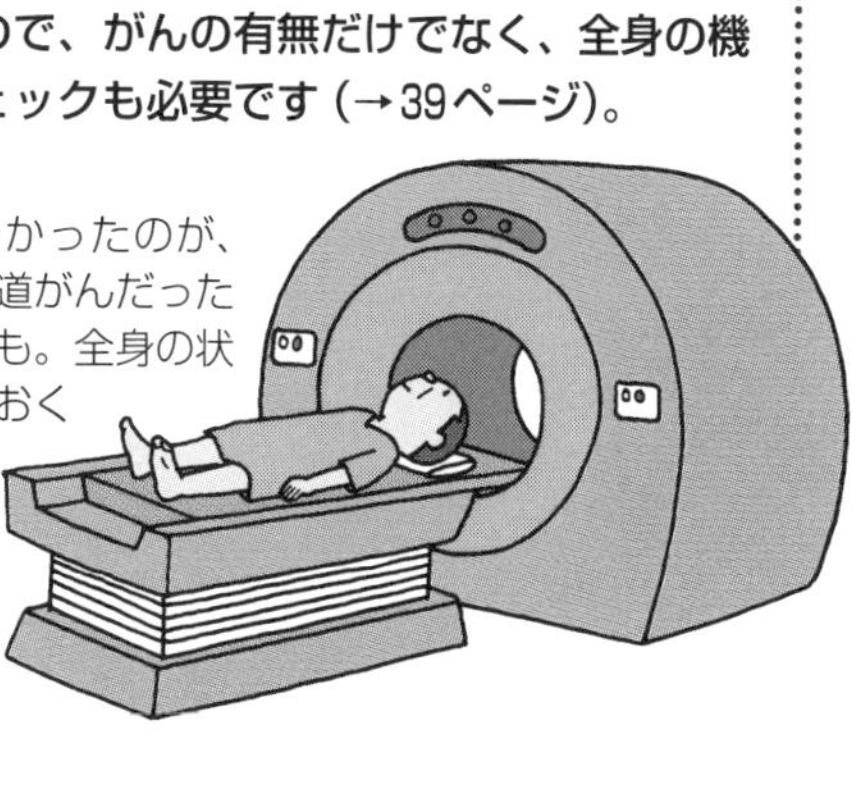

食道がんに似た症状を示す病気もある

気になる症状は放置しない

飲み込みにくさや、のどの奥の違和感などがあるからといって、食道がんとは限りません。あれこれ悩むより、早めに検査・診察を受けましょう。

食道裂孔《れっこう》ヘルニア

食道は横隔膜を通り抜けて、胃へとつながっていきます。横隔膜は、体の内部で胸部と腹部とを分ける筋肉状の薄い膜で、横隔膜を食道が貫通する穴を食道裂孔といいます。

加齢で弱くなった裂孔が腹圧などで大きくなりすぎ、胃の一部が裂孔の上、つまり食道側に飛び出してしまった状態を食道裂孔ヘルニアといいます。

無症状ならとくに治療の必要はありませんが、逆流性食道炎を起こしやすく、胸やけや飲み込みにくさなどの症状が出てくることもあります。ヘルニアの程度がひどい場合は手術で治すこともあります。

食道潰瘍《かいよう》

食道壁の表面組織が欠損した状態が食道潰瘍です。潰瘍ができる最大の原因である逆流性食道炎の予防・治療が必要です。

食道憩室《けいしつ》

蠕動運動の異常などにより、食道の壁が外側に、ポケットのように膨らんで飛び出した状態をいいます。

症状がない場合には治療の必要はありませんが、ときに飲食物が詰まって炎症を起こしたり、のどがつかえたりするなどの症状が現れることがあります。その場合には、憩室部分を取り除く手術を検討します。

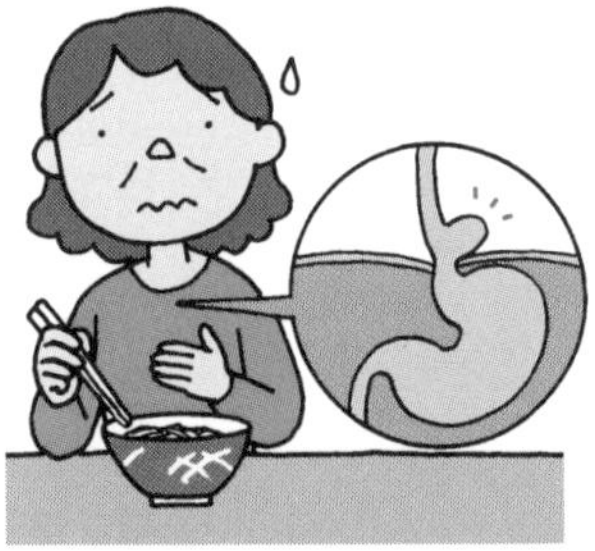

ヘルニアの部分が膨らみ、憩室をつくっていることもある

ヒステリーボール

のどになにかが詰まった感じがしたり、異物感を覚えたりしますが、詳しい検査を受けてもとくに病的な異常はみつからない状態をいいます。ほとんどは精神的な原因によるものと考えられています。

2
状態に合わせた最良の治療法を選ぶ

食道がんが疑われたら、すぐに医療機関へ。
検査結果をもとに、がんであれば進みぐあいまで調べ、
どのような治療法が適切かを考えていきます。
治療法を選択する際、最終的な決断は患者さん自身が下します。
自分のがんのこと、各治療法の特徴などを
しっかり学んでおきましょう。

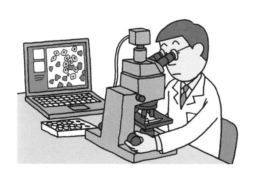

食道がんの検査①

内視鏡検査なら小さながんも発見できる

どんな病気も同じですが、とりわけ食道がんは早期発見・早期治療が重要です。検査から治療方針の決定まで、できるだけ早いペースで進めていきましょう。

検査・診断の進め方

食道がんの疑いがあれば、すぐに食道の内視鏡検査を受けられる医療機関へ。食道がんの早期発見には、内視鏡検査がもっとも有効です。

●定期健診や集団検診で食道の異常を指摘された
●ほかの病気の検査でたまたま異常がみつかった
●自覚症状がある

↓

発見 食道壁の異変をみつける

食道がんの9割以上は、内視鏡検査か造影検査でみつかる。がんが固有筋層より深く達していれば食道造影検査でもみつかるが、早期食道がんのほとんどは内視鏡検査で発見されている

【受診先】消化器内科／消化器外科／消化器科／食道外科　など

■食道造影検査

バリウム（造影剤）を飲み、食道を通過する様子をエックス線で撮影します。

長所 ●がんの位置や大きさ、食道内腔の狭窄《きょうさく》の程度など、食道がんの全体像把握に有効
●患者さんの苦痛がほとんどない

短所 ●食道粘膜の様子が十分にわからず、早期がんを発見しにくい

▼エックス線で撮影した進行がんの画像
矢印の部分にがんがある。食道壁が縮れている様子が映っている

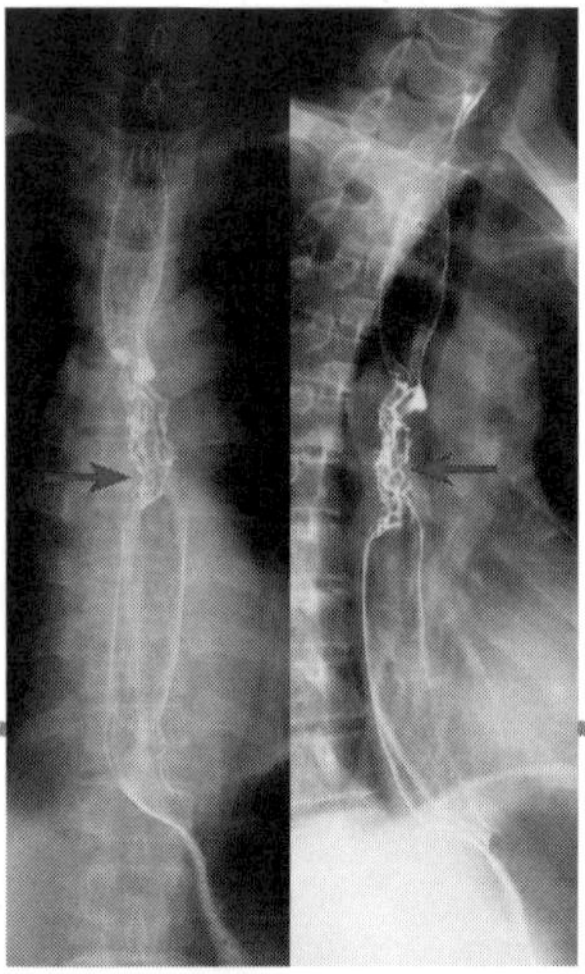

造影検査だけでなく内視鏡検査が必須

毎年のように健康診断を受けていても、必ずしも食道がんの早期発見が可能とはいえません。集団検診で実施される上部消化管の造影検査は胃がんの発見に重点を置いていますし、そもそも造影検査で早期の食道がんはみつけにくい

■内視鏡検査

　内視鏡は、先端に小さなレンズがついた細い管。いわゆる「胃カメラ」です。これを口や鼻から挿入し、食道壁の様子をモニターに映して観察します。

　見ただけでは判断できなければ、食道壁にルゴール液を散布します。正常な細胞は暗褐色に染まりますが、がん細胞は染まらないため、判定に役立ちます。

長所 ●病変を直接観察でき、小さな早期がんも発見可能。病変の数や広がり方なども把握できる
●検査時に病変を採取できるので、確定診断も可能

短所 ●管の挿入に苦痛を感じる人もいる

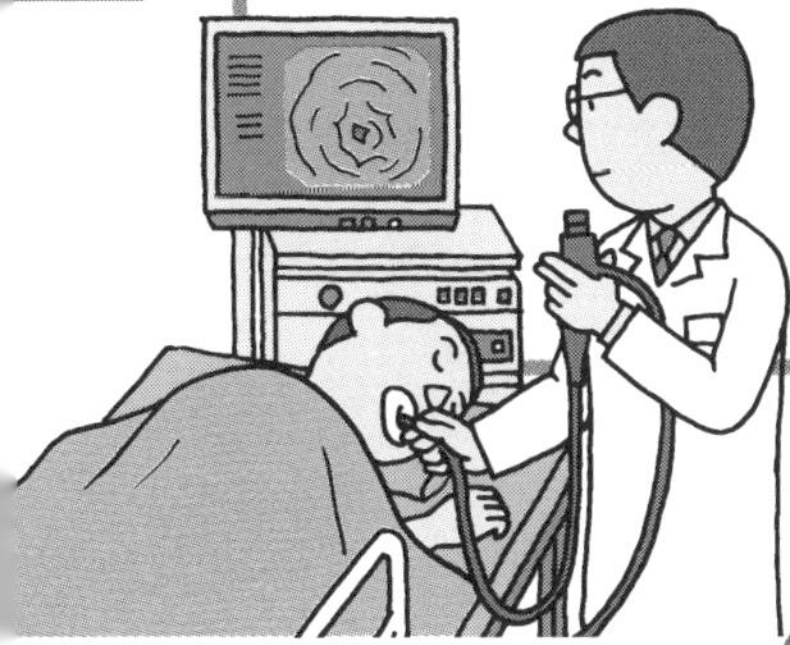

検査時には、鎮痛剤や全身麻酔が使われることもある

▼内視鏡でみた早期がんの画像

左は染色前、右は染色後。染色前は食道壁に浅い陥没や発赤がみられるだけ。染色すると病変部は染まらないため、白い部分ががんであることが判定できる

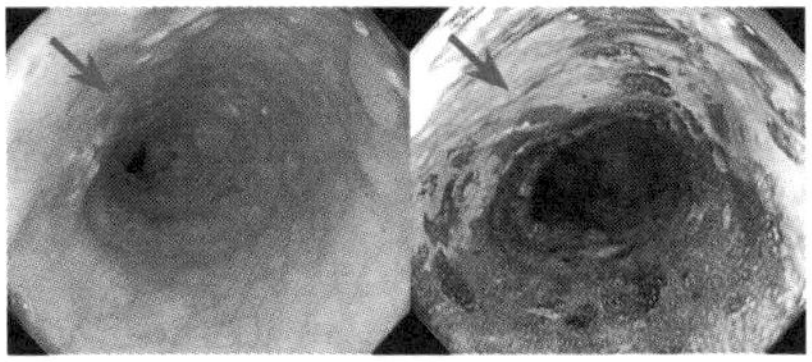

診断

疑わしい組織を採取し、詳しく調べる

内視鏡検査の際、疑わしい組織があれば一部を採取し、がんかどうか顕微鏡で詳しく調べる組織生検をおこなって診断を確定させる
（→31ページ）

病期判定

進行度や悪性度、全身の状態を詳しく調べる

がんとわかればさらに画像検査などをおこない、がんの状態、全身の状態を調べる
（→28ページ）

治療方針決定

どのように治療していくか、総合的に判断する

医師の説明・アドバイスをもとに患者さん自身が決断する
（→34ページ）

という問題もあります。

　食道がんが心配されるときは、すぐに内視鏡検査を受けてください。現時点ではがんがみつからなかったとしても、逆流性食道炎がある人、飲酒や喫煙習慣がある人などは、できれば年に一回、内視鏡検査を受けておきましょう。

がんの進みぐあい、広がりぐあいを調べる

「がんである」とわかったあとも、さらに複数の検査を受けることになります。治療方針を立てるうえでは、がんの進みぐあい、広がりぐあいなどを詳しく知ることが必要だからです。

食道周囲をくまなくチェック

まずは食道やその周囲の様子を画像にして、浸潤の程度や、近隣のリンパ節などへの転移の有無を調べていきます。

■CT検査、MRI検査

CT検査は、さまざまな角度からエックス線を照射し、コンピュータで解析して画像化する検査です。体内の様子を輪切りにした状態で映し出します。

MRI検査は磁気を利用して体内を画像化するもの。体内の様子をあらゆる方向から撮影することが可能です。

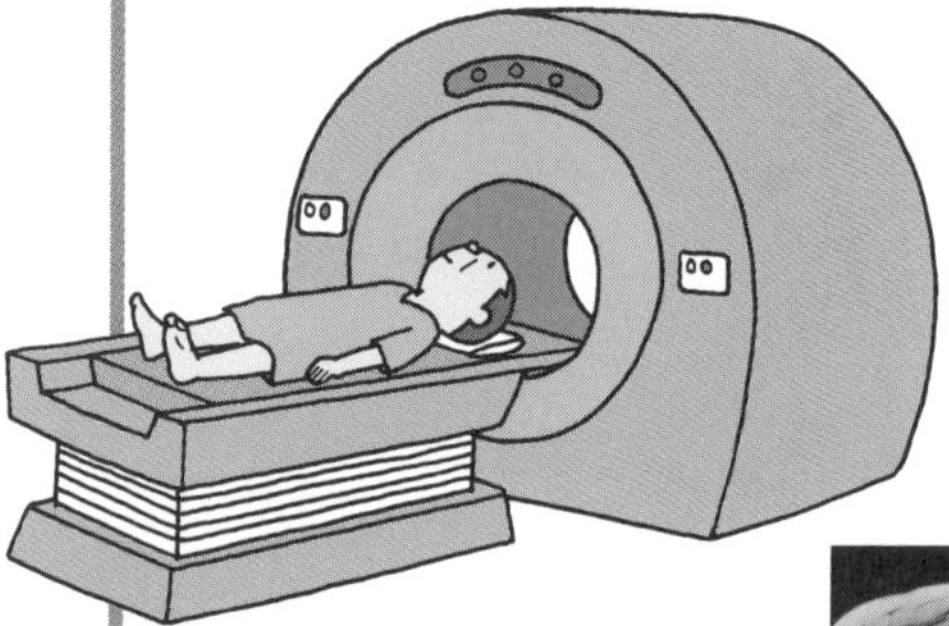

撮影時は検査台に横になっているだけ。検査台が動いて撮影が進む。検査にかかる時間は撮影部位や造影剤を使用するかどうかにもよるが、CTは15分程度、MRIは30～60分程度

▼リンパ節転移のCT画像

矢印部分がリンパ節に転移したがん

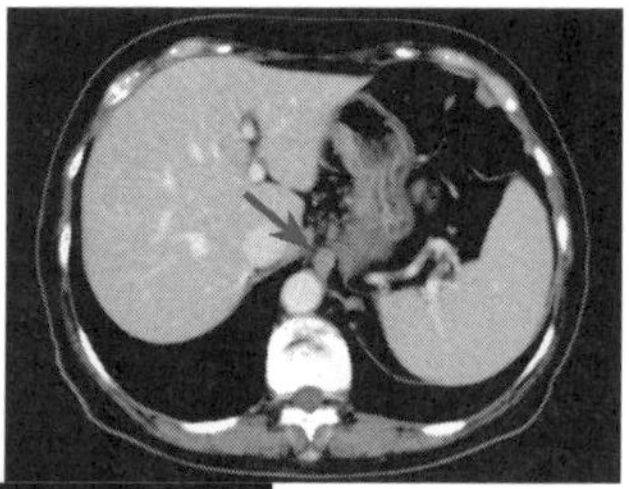

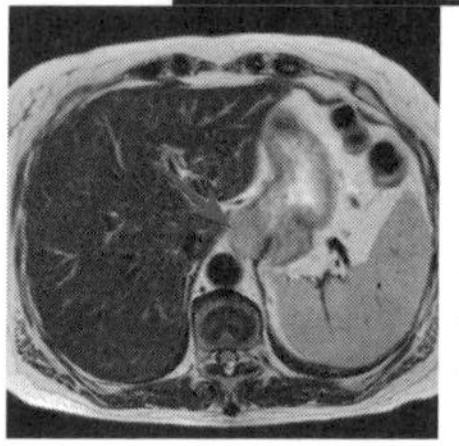

◀進行がんのMRI画像

矢印部分が食道の進行がん。病巣が広がり、食道壁の奥深くまで浸潤している

■超音波内視鏡検査

内視鏡の先端に超音波を送る装置をつけた器具を使う検査も、一部の医療機関でおこなわれています。

通常の内視鏡検査では、食道壁の表面の様子しかわかりませんが、超音波内視鏡検査なら食道壁の各層まで映し出されるため、がんの深さやリンパ節転移の有無がより正確に把握できます。

▼早期がんの超音波内視鏡画像

食道壁の層構造に乱れがなく、がんが粘膜固有層内にとどまっていることがわかる

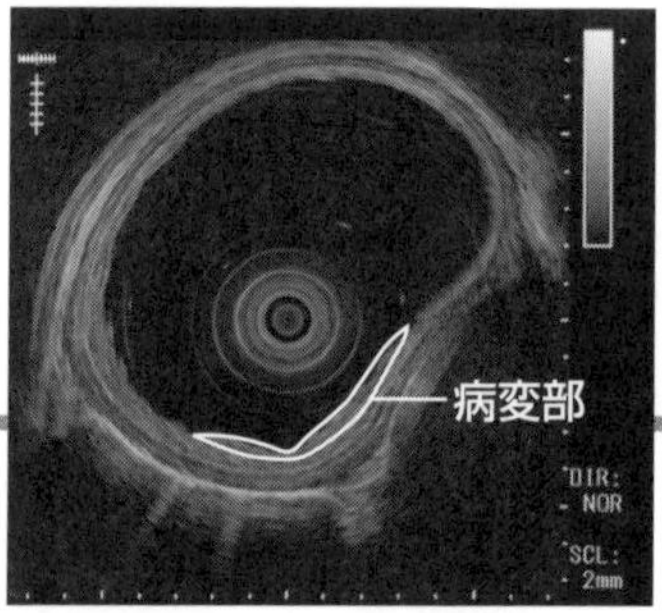

転移・重複がんの有無を確認

食道やそのまわりだけでなく、ほかの部位にも転移巣、あるいは重複がんの病巣がないか、全身の様子も画像検査で調べておきます。

最近は、骨を含めて全身のチェックが一度にできるPET／CT検査がよく用いられます。

■PET／CT検査

PETは、糖質に似た検査用の物質を投与し、その物質の分布を画像化する検査です。がん組織はさかんに分裂をくり返しているため、糖をたくさん取り込みます。がんの病巣には検査用の物質がたくさん集まるので、正常組織との区別が可能です。

このPETと、病巣の形状を映し出すCTを組み合わせることで、より詳細な画像を得られるのがPET／CT検査です。臓器だけでなく、骨への転移までチェックできます。

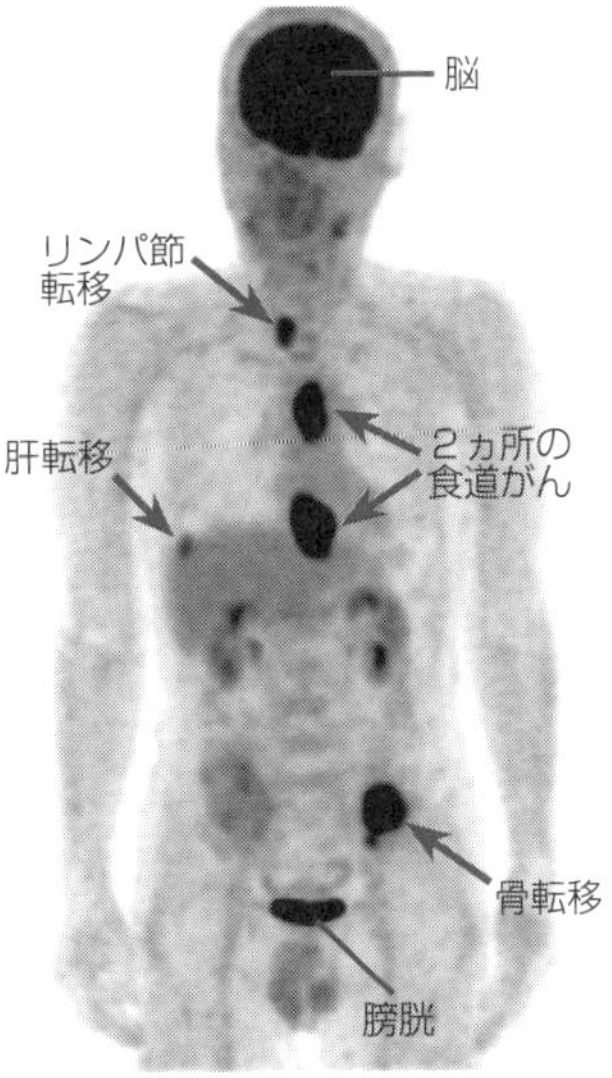
脳
リンパ節転移
肝転移
2ヵ所の食道がん
骨転移
膀胱

◀転移がんが映ったPET／CT画像

矢印部分が食道の進行がん。病巣が広がり、食道壁の奥深くまで浸潤している。脳と膀胱も黒く見えるが、がんではない

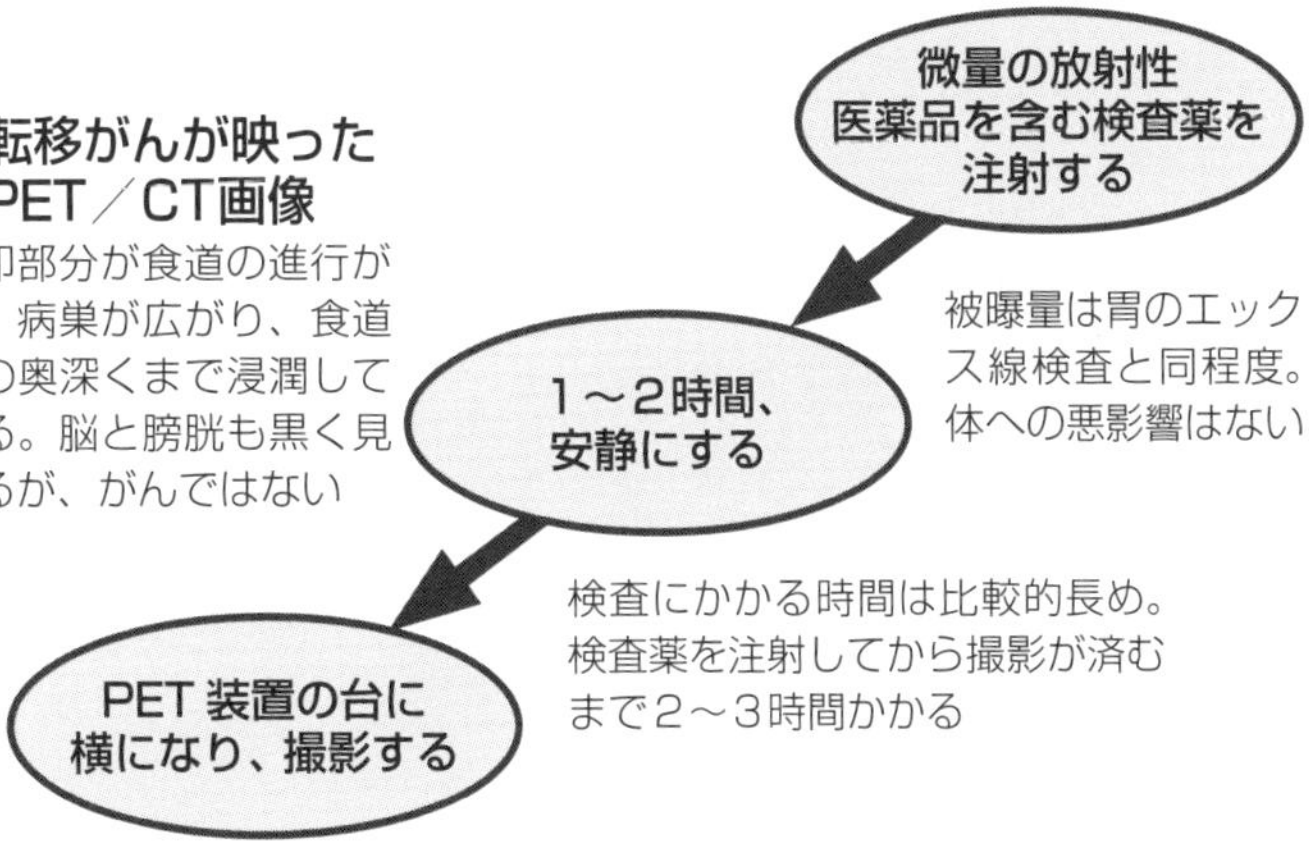
微量の放射性医薬品を含む検査薬を注射する
被曝量は胃のエックス線検査と同程度。体への悪影響はない
1～2時間、安静にする
検査にかかる時間は比較的長め。検査薬を注射してから撮影が済むまで2～3時間かかる
PET 装置の台に横になり、撮影する

各種の画像検査でさらに詳しく調べる

食道がんをより正確に診断するためには、病巣の広がりぐあいや転移の有無などを調べることが必要です。そのため画像検査を中心に、詳しい検査をおこなっていきます。

体内の様子を画像化して映し出す検査法は年々進歩しています。検査の際にかかる体への負担もほとんどなく、詳細な画像が得られるようになっています。

急速に普及したPET／CT検査

とくに近年、急速に普及したのがPETとCTを組み合わせたPET／CT検査です。CT検査やMRI検査は、調べたい部位を絞っておこなう検査ですが、PET／CT検査なら、全身のチェックを一度に済ませることができます。浸潤の程度だけでなく遠隔転移の把握にも威力を発揮する検査として活用されています。

がんの種類

扁平上皮がんと腺がんに分けられる

食道がんの多くは、粘膜表面の扁平上皮細胞から発生します。しかし、近年、増加傾向にあるのが腺細胞からできる腺がんで、バレット食道（→16ページ）が大きな危険因子になります。

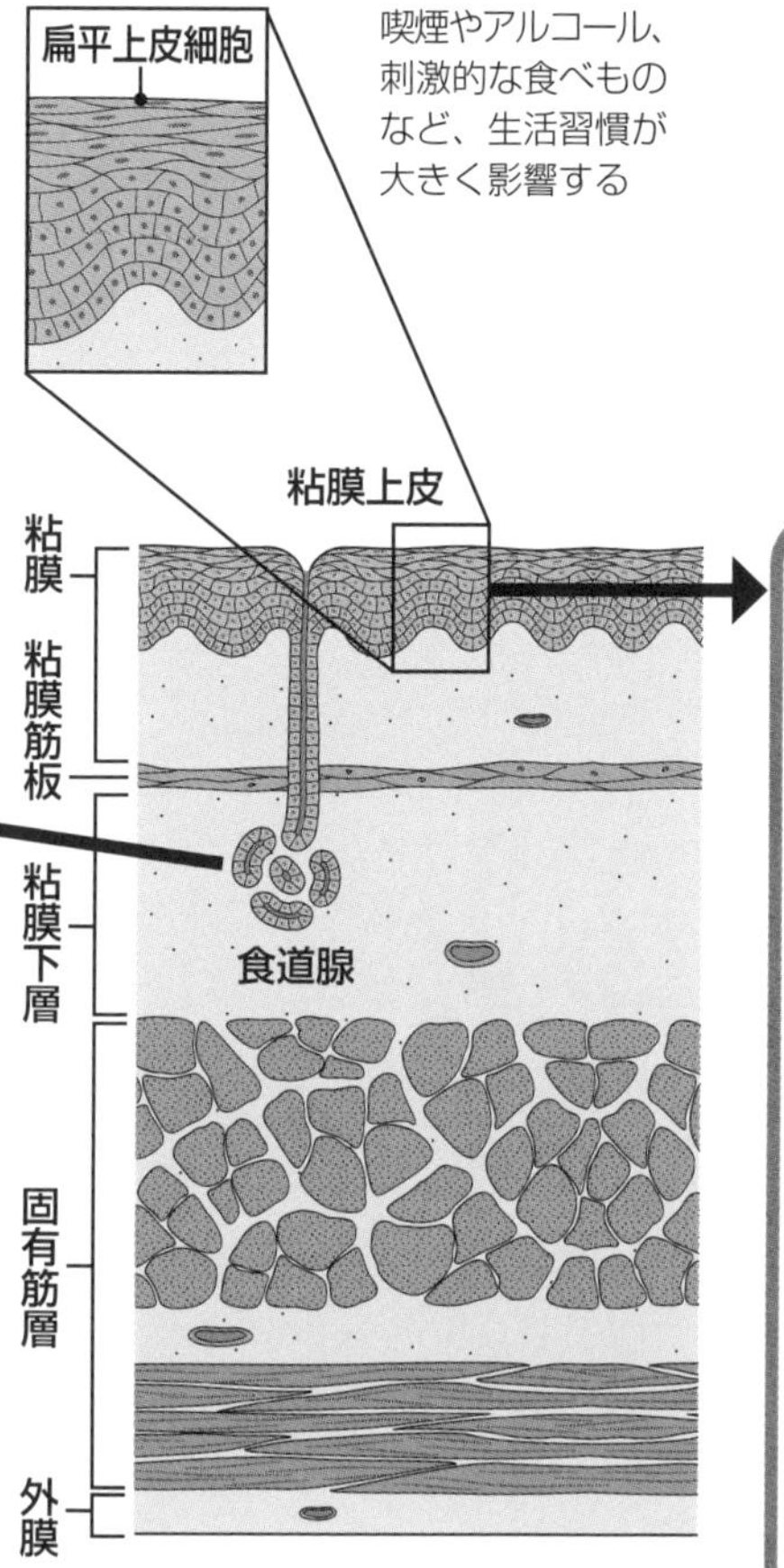

喫煙やアルコール、刺激的な食べものなど、生活習慣が大きく影響する

元になった細胞によってがんの種類が決まる

体内にはさまざまな種類の細胞があります。どの種類の細胞ががん化したのかによって、がんの種類が決まります。

粘膜上皮からできる **扁平上皮がん**

約9割

粘膜上皮に並ぶ平べったい形状をした扁平上皮細胞ががん化したもの。粘膜は口から入ってきた刺激物や異物にさらされやすく、それだけ遺伝子の変異が起こりやすいのです。

特徴

- 食道の上部や中央部に発生しやすい
- 腺がんにくらべ、化学療法や放射線療法が効きやすい
- 日本人の食道がんの９割ほどを占める

ごくまれにできる特殊な腫瘍

扁平上皮がんでも腺がんでもない、別の種類の腫瘍ができることもありますが、すべて合わせても食道の腫瘍の１％未満とごくまれです。

悪性度　高

- 悪性黒色腫、絨毛《じゅうもう》がん、内分泌細胞がん、未分化細胞がん、がん肉腫、消化管間質腫瘍など。治療方法は通常の食道がん治療と同様
- （腺がん）
- （扁平上皮がん）
- 食道壁の組織の一部が隆起したポリープや、食道壁の固有筋層にできる平滑筋腫《へいかつきんしゅ》は良性腫瘍。とくに治療する必要はない

悪性度　低

種類が違うとがんの性質も違う

変異を起こす細胞にはさまざまな種類があります。がんの元になった細胞が違えば、がんの性質も違い、効果的な治療法が異なることもあります。そこで、診断時には、内視鏡で採取した組織を調べ、がんの種類を特定しておきます。

がんの種類は、治療方針を決める際の重要な判断材料のひとつになります。自分のがんの種類はなにか、主治医に確認しておきましょう。

腺細胞からできる 腺がん

増加傾向

粘膜表面を覆う粘液を分泌する食道腺を構成する腺細胞ががん化したもの。バレット食道から生じた腺がんは「バレット食道腺がん」といわれます。

食道胃接合部にできたがん（食道胃接合部がん）のうち、胃粘膜から生じた腺がんは胃がん、バレット食道腺がんは食道がんに分類されますが、大きく広がった進行がんでは区別できないこともあります。

特徴

- 食道の下のほうや、食道と胃の接合部に発生しやすい
- 喫煙やバレット食道が大きな危険因子
- 胃がんに近い性質をもち、化学療法や放射線療法の効き方がやや弱い
- 欧米人の食道がんの半数以上がこのタイプ。日本でも増加傾向にある

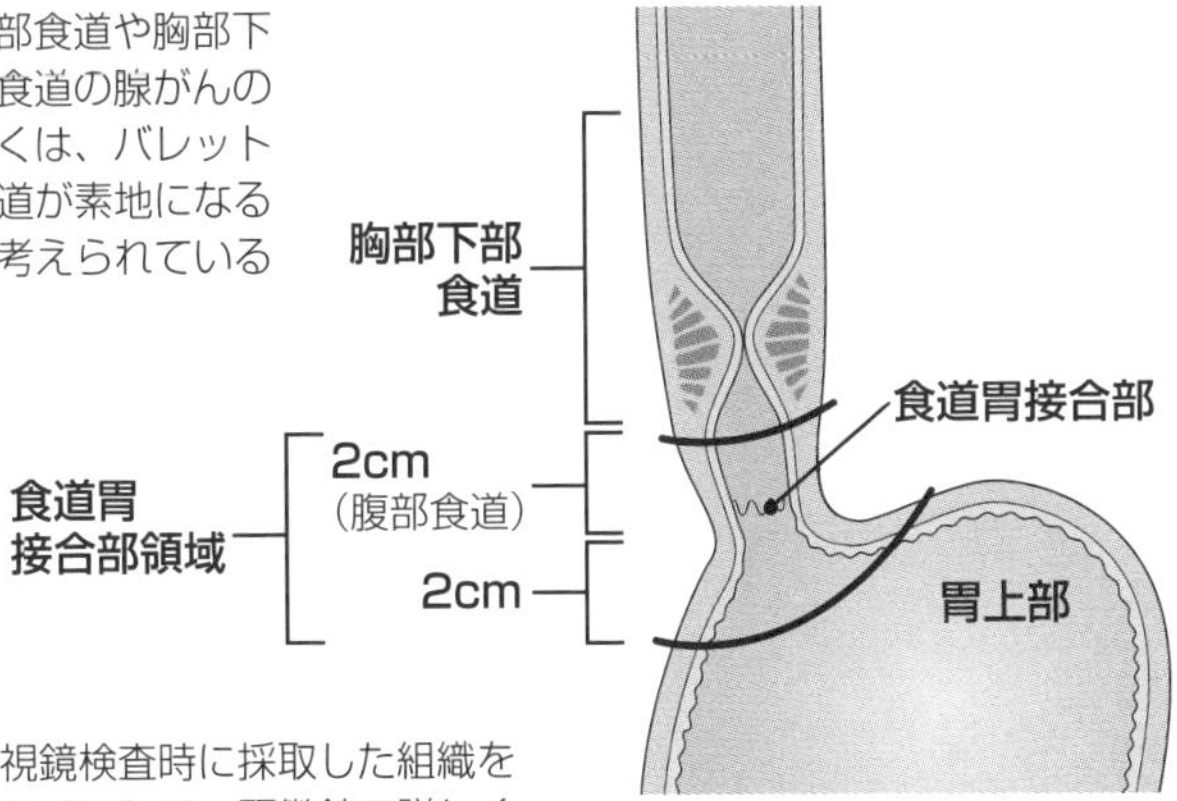

腹部食道や胸部下部食道の腺がんの多くは、バレット食道が素地になると考えられている

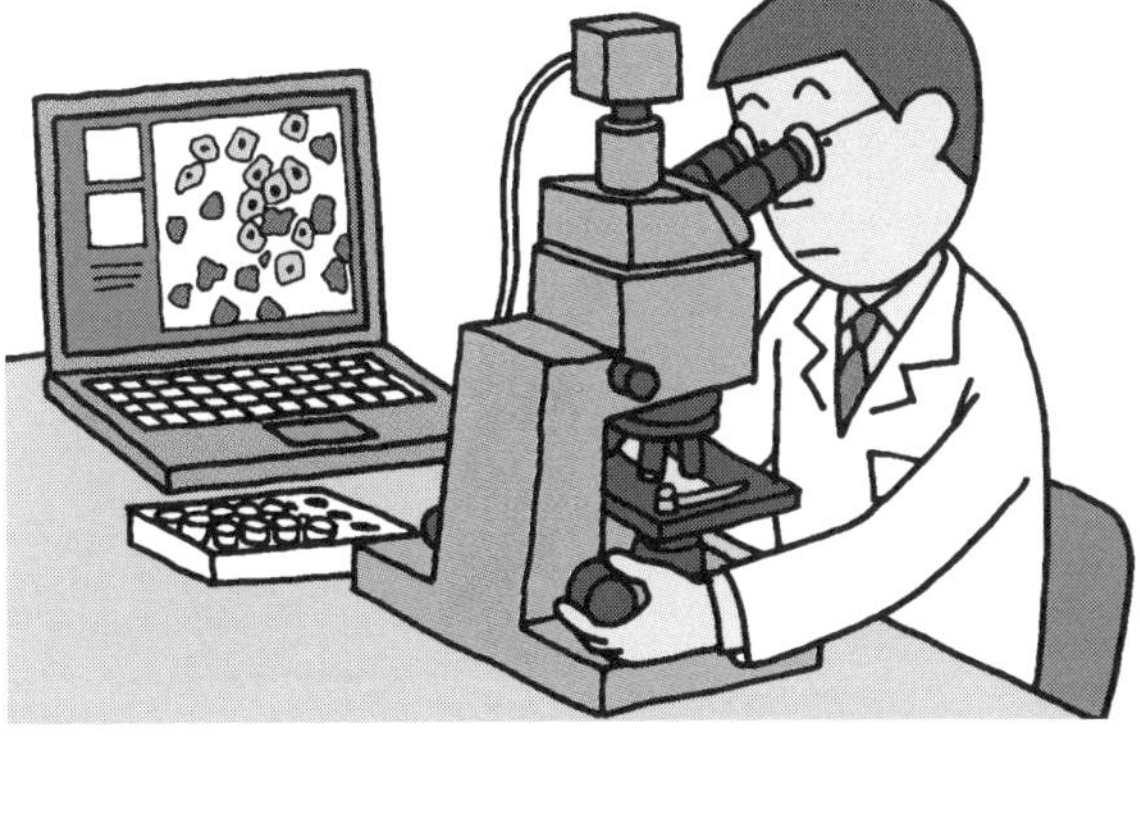

内視鏡検査時に採取した組織をスライスして、顕微鏡で詳しく調べる組織生検。がんかどうかはもちろん、がんであればその種類、組織の構造まで判明する

▼胸部下部食道がんと腹部食道がんに占める腺がんの割合（恵佑会札幌病院の例）

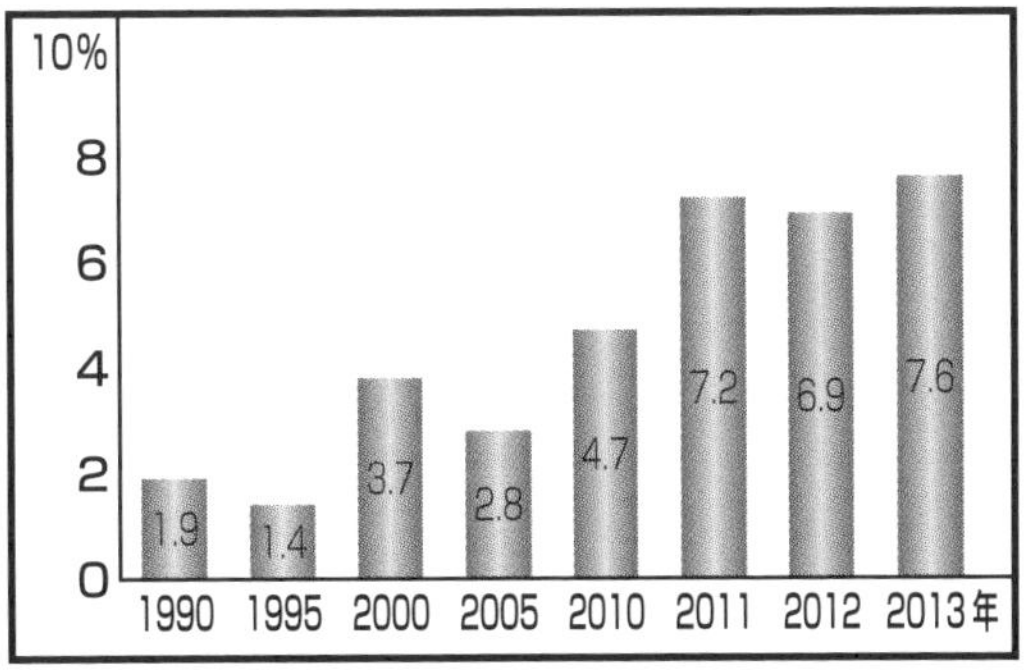

2022年現在も7%近いままが続いている

食道がんの病期

がんの深さや転移の有無で病期を分ける

治療法を選ぶ目安のひとつに、病期分類があります。食道がんの病期は、がんの広がり方や転移の状況によって分けられます。自分のがんの病期を把握しておくことが大切です。

N

リンパ節転移の状況

食道のまわりにはたくさんのリンパ節がある。原発巣の近くにあるリンパ節（領域リンパ節）への転移の有無や個数をみる

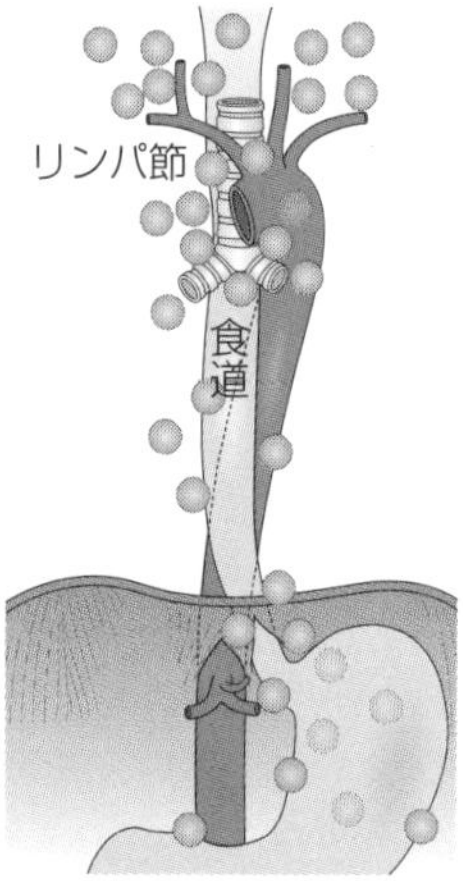

N0 領域リンパ節転移なし

N1 1～2個

N2 3～6個

N3 7個以上

M

遠隔転移の有無

食道に隣接しない臓器や、がんから離れたところにあるリンパ節（領域外リンパ節）に、がんが転移しているかどうかみる。胸膜、腹膜などへの播種性転移も遠隔転移に含まれる

M0 遠隔転移なし

M1a 領域外リンパ節に転移があるが、切除による治療効果が期待できる

M1b M1a以外のリンパ節転移または遠隔臓器に転移がある

▼食道がんの病期分類

（日本食道学会による）

<table>
<tr><th>転移／壁深達度</th><th>N0</th><th>N1</th><th>N(2-3)
M1a</th><th>M1b</th></tr>
<tr><td>T0, T1a</td><td>0</td><td rowspan="2">Ⅱ</td><td rowspan="2"></td><td rowspan="6">ⅣB</td></tr>
<tr><td>T1b</td><td>Ⅰ</td></tr>
<tr><td>T2</td><td rowspan="2">Ⅱ</td><td rowspan="2" colspan="2">ⅢA</td></tr>
<tr><td>T3r</td></tr>
<tr><td>T3br</td><td colspan="3">ⅢB</td></tr>
<tr><td>T4</td><td colspan="3">ⅣA</td></tr>
</table>

（日本食道学会編『臨床・病理 食道癌取扱い規約第12版』による）

病期を決める3つの要因

がんの進みぐあいは、大きく３つの要因に分けてとらえることができます。これら３つの要因を組み合わせて、日本独自の「食道がんの病期分類」が定められています。

T

壁深達度

食道壁のどこまで、がんが達しているかをみる。がんが達している層ごとに、T1a-EP、T1b-SM1などと、さらに細かく分類されることもある

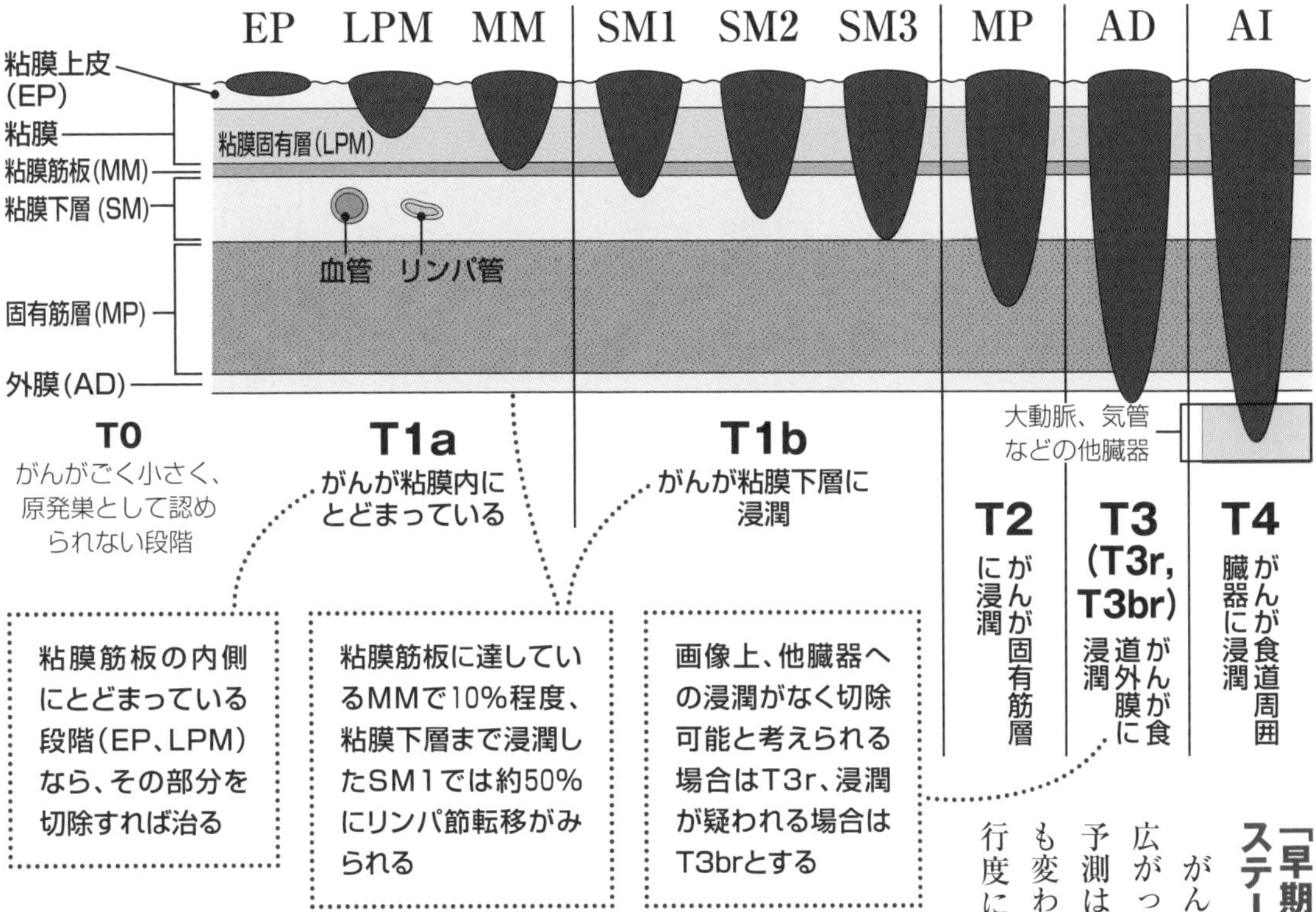

LPM
MM

がんが粘膜下層に浸潤
T2
がんが固有筋層に浸潤
T3 (T3r, T3br)
がんが食道外膜に浸潤
T4
がんが食道周囲臓器に浸潤
粘膜筋板の内側にとどまっている段階（EP、LPM）なら、その部分を切除すれば治る
粘膜筋板に達しているMMで10%程度、粘膜下層まで浸潤したSM1では約50%にリンパ節転移がみられる
画像上、他臓器への浸潤がなく切除可能と考えられる場合はT3r、浸潤が疑われる場合はT3brとする

「早期がん」といえるのはステージ0の段階だけ

がんがどれくらい進んでいるか、広がっているかで、今後の経過の予測は異なり、推奨される治療法も変わってきます。食道がんの進行度による分類（ステージ）のしかたはいろいろありますが、日本では0～IV期まで五段階の病期に分けてとらえるのが一般的です。

早期がんといわれるのは、深さが粘膜内にとどまり転移もない0期（ステージ0）に限られ、II期以降は進行がんとされます（→18ページ）。医師が診断を告げる際には、病期についても伝えられます。自分のがんが今、どのような状態かを正しく把握するために、病期の意味を理解しておきましょう。

SM2
SM3
MP
AD
AI
粘膜上皮(EP)

粘膜筋板(MM)
粘膜下層(SM)
固有筋層(MP)
外膜(AD)
粘膜固有層(LPM)
血管
リンパ管
大動脈、気管などの他臓器
T0
がんがごく小さく、原発巣として認められない段階

がんが粘膜内にとどまっている

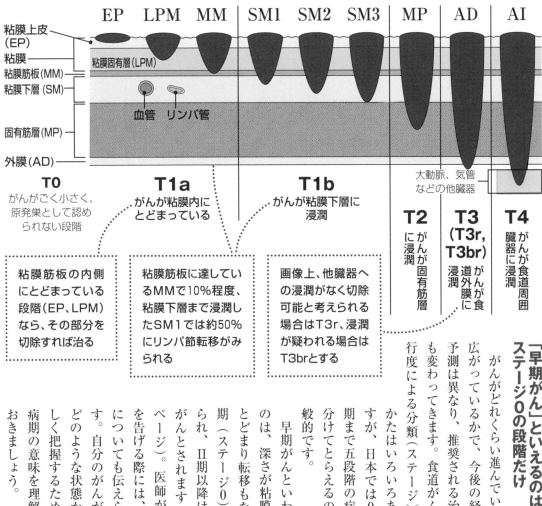

治療方針の立て方

病期などを目安に治療法を選ぶ

食道がんの標準的な治療法は、手術療法、化学療法、放射線療法、内視鏡治療（内視鏡的切除）の四つ。どの治療法が適しているかは、病期などを目安に判断していきます。

がんを治すための主な治療法

通常の医療機関でおこなわれている標準的な治療は下記のとおりです。「どれか１つだけ」というわけではなく、いくつかの方法を組み合わせることも少なくありません。

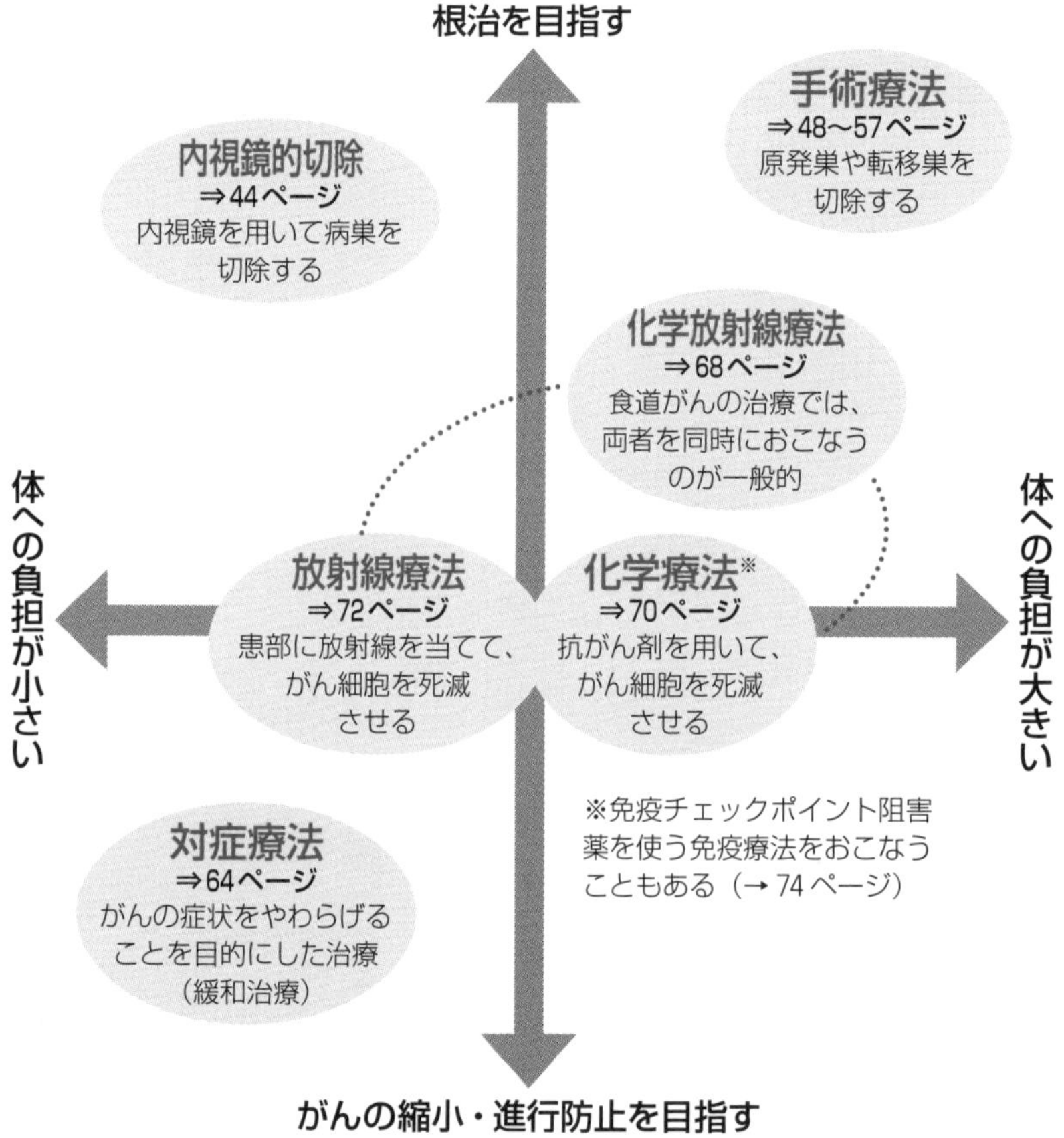

根治を目指す
がんの縮小・進行防止を目指す
体への負担が小さい
体への負担が大きい
手術療法
⇒48〜57ページ
原発巣や転移巣を切除する
内視鏡的切除
⇒44ページ
内視鏡を用いて病巣を切除する
化学放射線療法
⇒68ページ
食道がんの治療では、両者を同時におこなうのが一般的
放射線療法
⇒72ページ
患部に放射線を当てて、がん細胞を死滅させる
化学療法※
⇒70ページ
抗がん剤を用いて、がん細胞を死滅させる
※免疫チェックポイント阻害薬を使う免疫療法をおこなうこともある（→ 74ページ）
対症療法
⇒64ページ
がんの症状をやわらげることを目的にした治療（緩和治療）

最終的には自分で納得できる決断を

がんの治療は、病巣を取り除いたり、放射線や抗がん剤でがん細胞を死滅させたりするのが基本です。食道がんの場合、ひとつの方法だけでなく、いくつかの方法を組み合わせて進めることがよくあります。これを集学的治療といいます。ある治療法の弱点を別の治

療法で補うことで、より高い治療効果を得るのが目的です。

　一口に食道がんといっても、進み方・広がり方はいろいろで、全身の状態も同じではありません。当然、最善と考えられる治療法も人によって変わってきます。

病期などを参考に治療法を選ぶ

　さまざまな研究から、「この病期ならこの治療法がすすめられる」というガイドラインがつくられています。ただし、病期が同じなら治療法もみな同じ、というわけではありません。

　医師は診断の結果を詳しく説明し、ベストと考えられる治療法を提示してくれます。しかし、「医師まかせ」にするのではなく、患者さん自身が納得し、選択することが重要です。

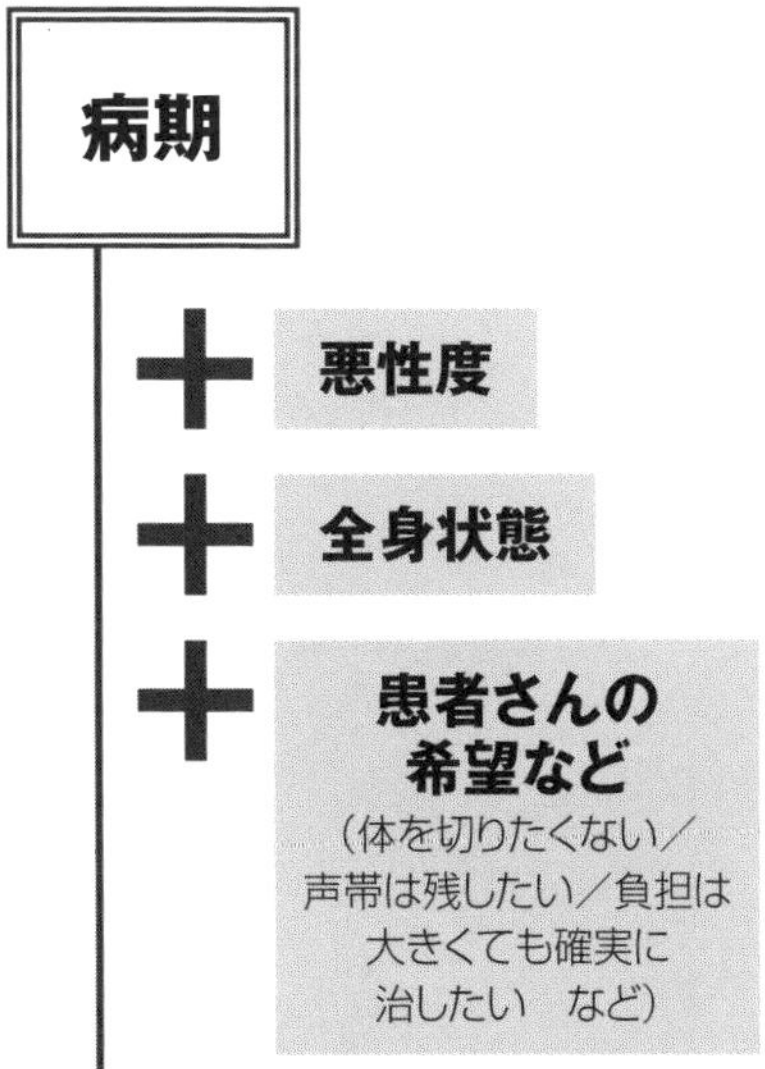

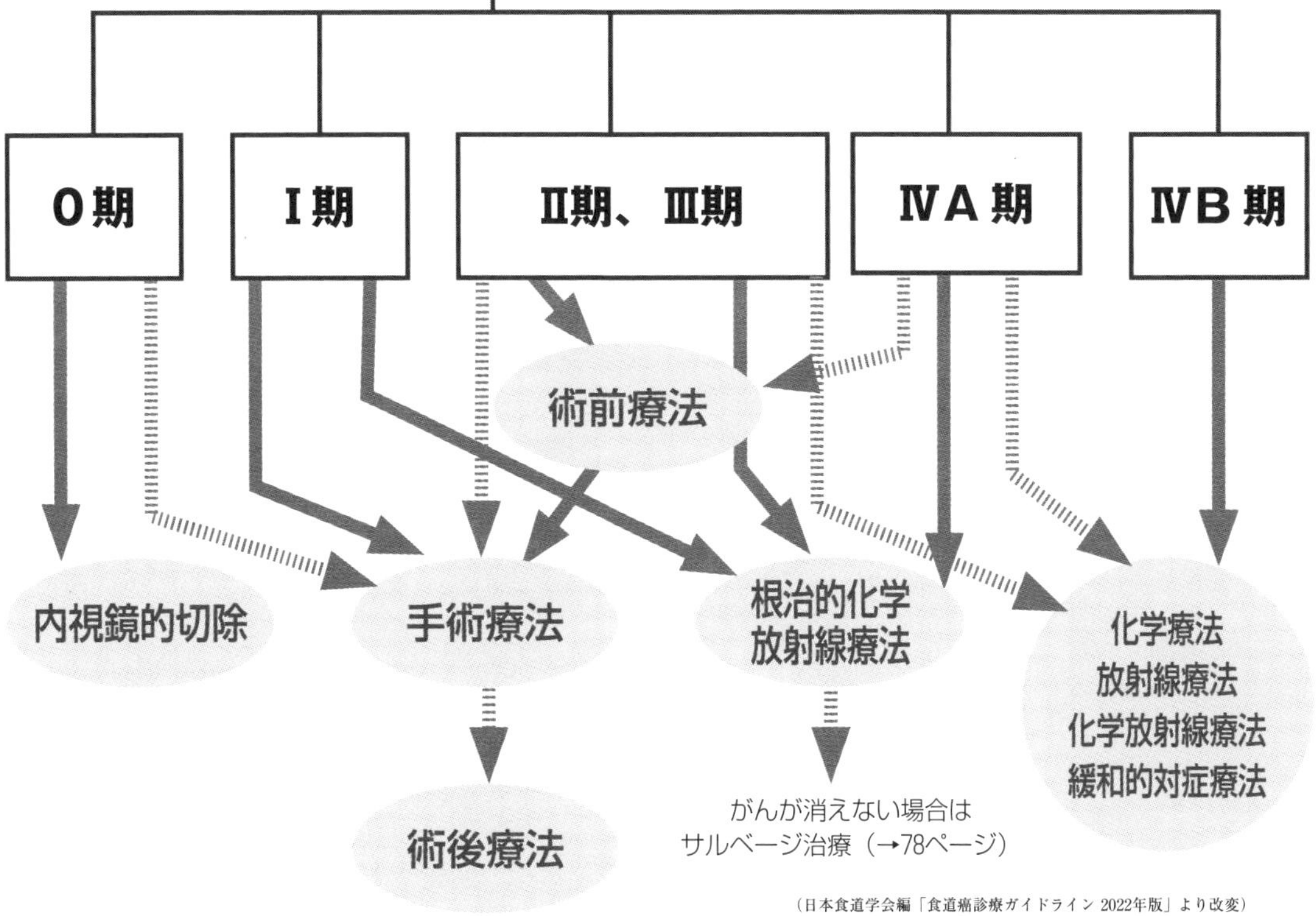

（日本食道学会編「食道癌診療ガイドライン 2022年版」より改変）

治療後の見通し

食道がんの生存率は年々高まっている

食道がんは、がんのなかでもとくに治療がむずかしい病気と思われてきました。しかし、近年は治療後も長く生きられる人が増えています。希望をもって治療に取り組みましょう。

手術できるのは半数強

ここに示す図表は、2014年に日本食道学会の委員会に登録された患者さんの治療法と、その治療成績をまとめたもの。手術で病巣を切除した場合の5年生存率※は6割近くにのぼります。

ただ、発見時すでにかなり進行していたり、高齢で体力が弱っていたりする患者さんも少なくなく、手術療法をおこなわないこともあります。

※がん以外の死因を含む全生存率

▼外科切除後の生存率（すべての病期を含む）

1年	2年	5年
88.2%	75.5%	59.3%

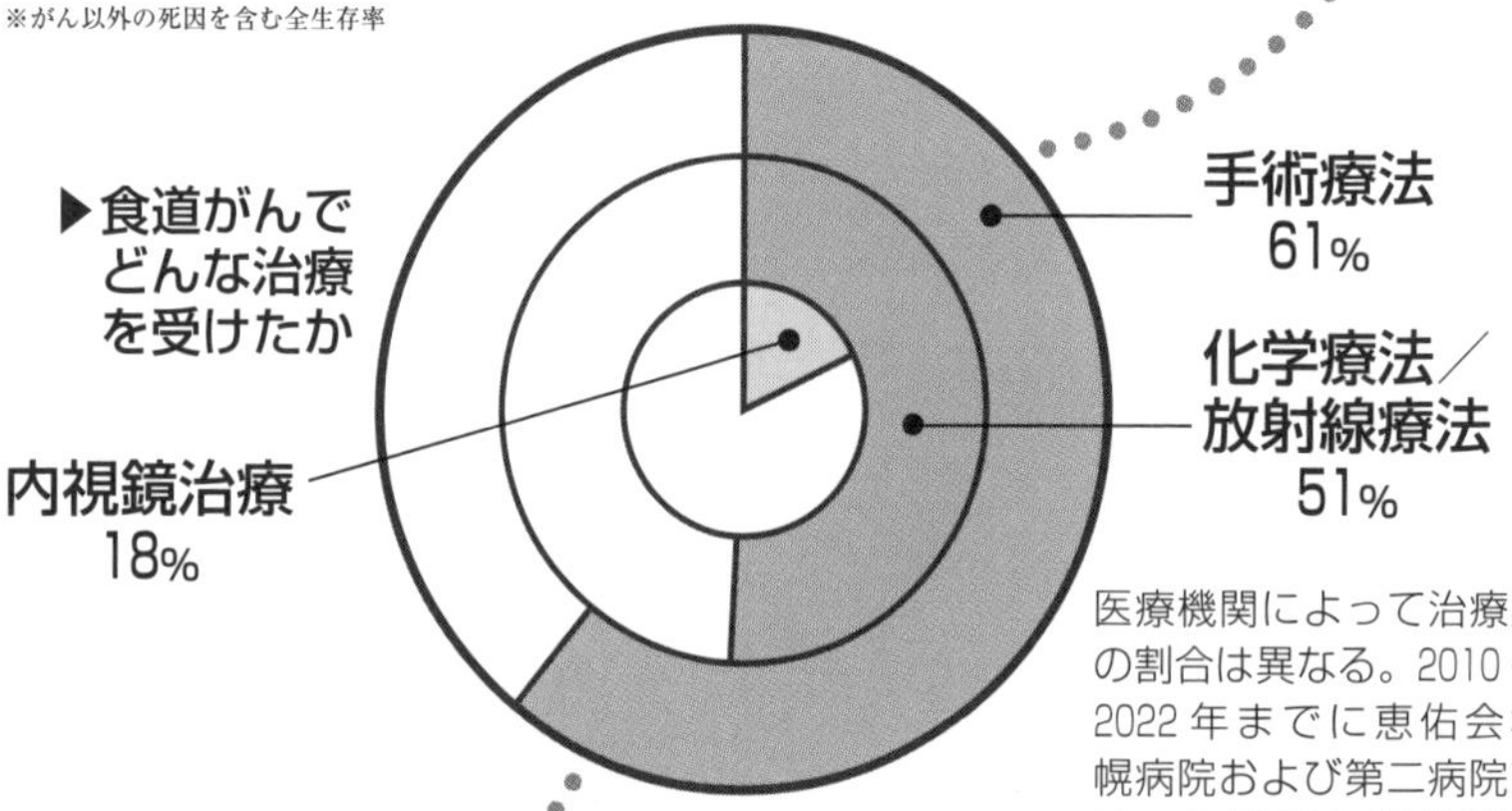

医療機関によって治療法の割合は異なる。2010～2022年までに恵佑会札幌病院および第二病院では、食道がん患者5944例中、2020例が放射線治療を受けている

▼外科切除後の生存率（臨床病期別）

	1年	2年	5年
ステージ0	97.8%	93.7%	83.4%
Ⅰ	96.3%	92.2%	80.6%
Ⅱ	91.0%	81.0%	64.2%
Ⅲ	84.8%	65.5%	43.8%
ⅣA	70.3%	45.3%	30.4%
ⅣB	61.4%	36.6%	21.5%

（Watanabe Mら。2014年に日本食道学会に登録された症例の分析による）

生存率が高いほど「治りやすい」といえる

がんは、しっかり治療をして病巣が確認できなくなっても、目に見えないがん細胞まで完全に体内から取り除けたかどうかははっきりしません。そのため、完全に治ったという意味の「治癒」という言葉を使いにくいのが現状です。そこで、がんの治りやすさは「治癒率」ではなく、治療後に生きている人がどれくらいいるかという「生存率」で示します。

治療後の期間が長ければ長いほど、再発や転移が起きてくる危険性は減っていきます。治療後五年の生存者の割合、すなわち五年生存率の確率が高いほど「治りやすい」と考えてよいでしょう。

進行がんだからと落ち込まないで!

診断・治療法、術後管理の進歩などもあって、近年、食道がんの生存率は大きく向上しています。

病状が進んでいればいるほど治りにくくなるのは事実ですが、多少治療が遅れたからといって落ち込んでばかりもいられません。現段階でできる最善の治療法はなにかを考え、積極的に選び取っていきましょう。

▼放射線単独療法の生存率

ステージ	0－Ⅰ	Ⅱ	Ⅲ	Ⅳ
5年生存率	41.8%	18.5%	9.3%	13.9%

(Ji Yら。2009～2011年に日本食道学会に登録された症例の分析による)

- 患者さんの状態によっては化学療法をおこないにくいこともある。その場合、放射線療法のみ実施されることが多い
- 放射線療法単独でも、一定の治療効果は期待できる

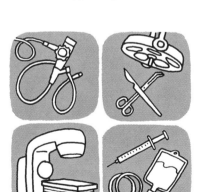

放射線療法と化学療法を組み合わせるだけでなく、ある程度進行したがんに対しては、手術療法と化学放射線療法などを組み合わせることで、より治療効果が高まる可能性がある

- 手術に適さないと判断されたり、患者さん本人が手術を望まなかったりしたときは、化学放射線療法を選択して根治を目指すことが多い
- Ⅰ期の段階なら、化学放射線療法後の5年生存率は85.5%※。Ⅱ期、Ⅲ期は低下するが、手術療法とくらべて、それほど低いわけではない

※日本食道学会編「食道癌診療ガイドライン2022年版」による

全身の状態を調べる

治療に耐えられる状態かどうか調べる

食道がんの治療は、治療自体が及ぼす体への負担が大きなものになりがちです。治療の負担に耐えられるだけの力があるかどうかで、治療法の選択が変わってくることもあります。

活動状態が目安になる

全身の状態を総合的に判断する指標として、「活動状態スコア」があります。発病後の活動状態をPS0からPS4まで５段階に区分して評価する方法です。

▼活動状態スコア

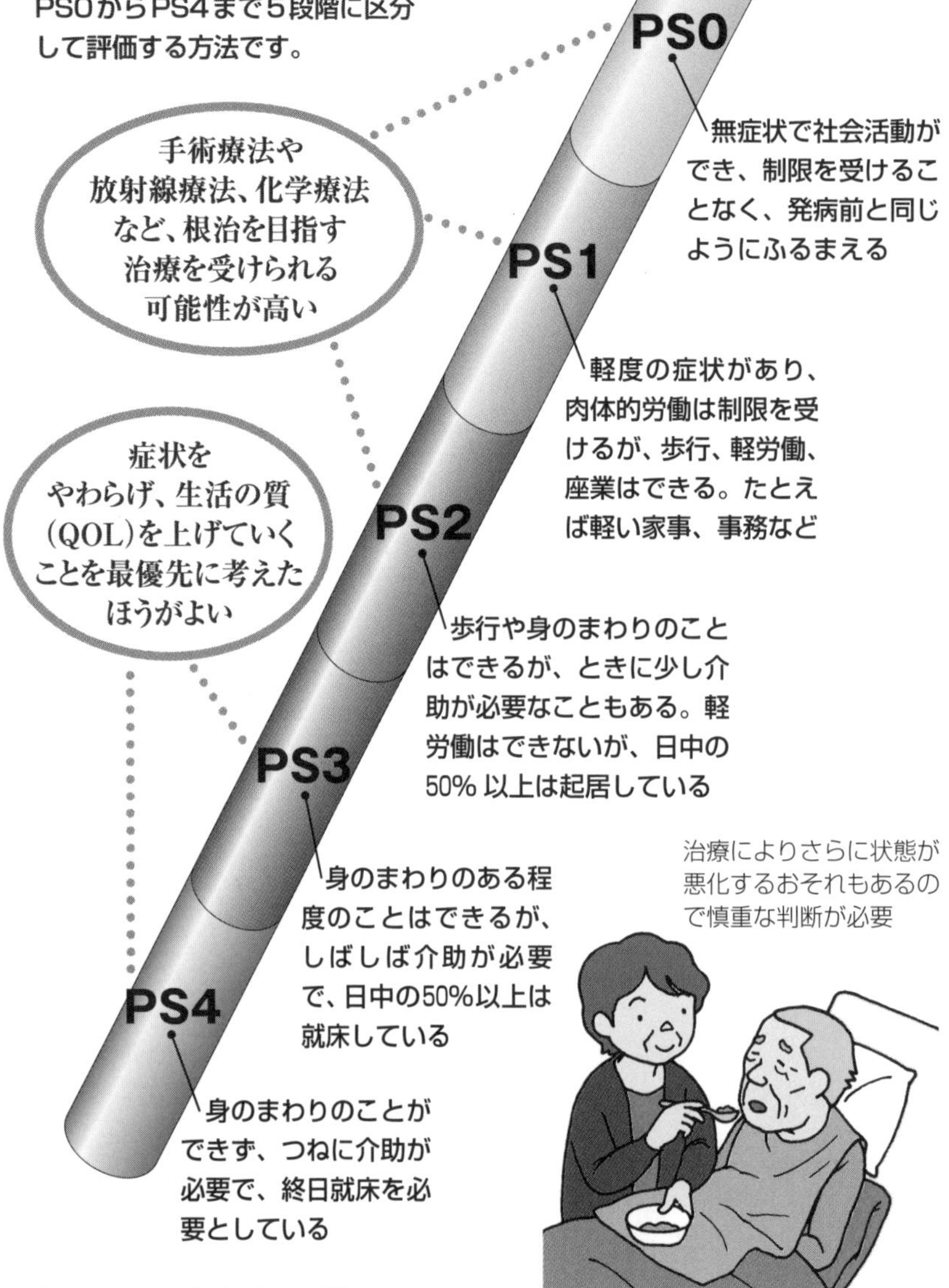

無症状で社会活動ができ、制限を受けることなく、発病前と同じようにふるまえる
PS1
軽度の症状があり、肉体的労働は制限を受けるが、歩行、軽労働、座業はできる。たとえば軽い家事、事務など
PS2
歩行や身のまわりのことはできるが、ときに少し介助が必要なこともある。軽労働はできないが、日中の50% 以上は起居している
PS3
身のまわりのある程度のことはできるが、しばしば介助が必要で、日中の50%以上は就床している

身のまわりのことができず、つねに介助が必要で、終日就床を必要としている
手術療法や放射線療法、化学療法など、根治を目指す治療を受けられる可能性が高い
症状をやわらげ、生活の質(QOL)を上げていくことを最優先に考えたほうがよい

治療によりさらに状態が悪化するおそれもあるので慎重な判断が必要

(Eastern Cooperative Oncology Group による)

さらに詳しく全身をチェック

手術をすることになったら、重要な臓器の状態や、糖尿病の有無などを調べておきます。手術そのものに耐えられるかどうかだけでなく、術後に起きやすい合併症を防ぐためにも、きちんとチェックしておくことが大切です。

肺 呼吸機能が一定以上に保たれているかどうか、血液中の酸素や二酸化炭素量をチェックする。また、肺のエックス線検査、CT検査なども受ける。喫煙歴なども考慮して総合的に判断される

肝臓 血液検査、ICG負荷試験（異物を中和する能力の検査）などの肝機能の検査、肝炎ウイルス感染の有無などを調べ、総合的に肝機能の程度が判断される

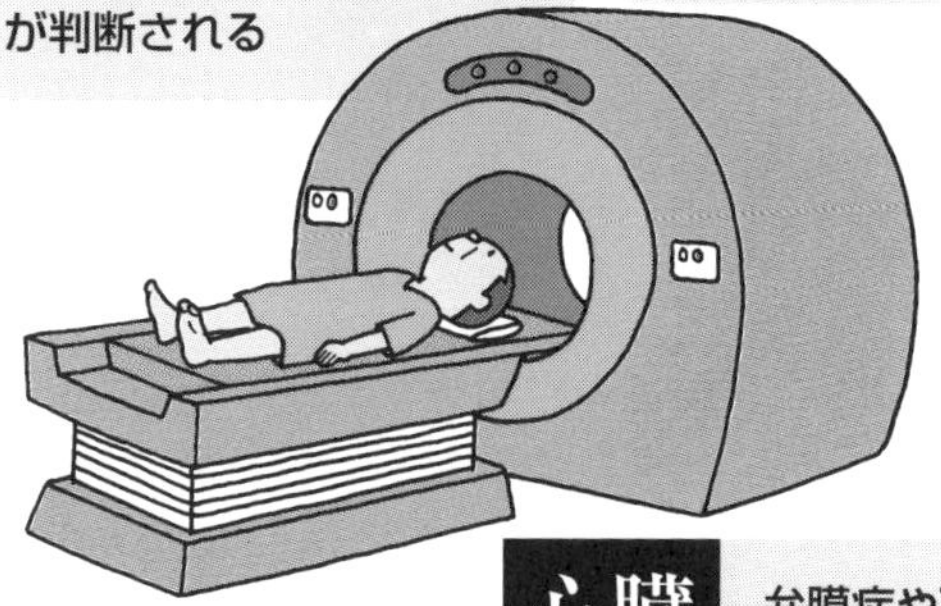

腎臓 一般的な尿検査や血液検査などによって、腎臓の機能が評価される。腎機能が低下しているということで手術療法ができないというケースは少ないが、透析治療が必要な場合もある

心臓 弁膜症や不整脈、狭心症などの徴候がないかどうか、心電図や超音波検査などで心臓の機能がチェックされる。70歳以上では冠動脈CTを受ける。安静時はもちろん、原則的に運動時の心電図検査も受ける

糖尿病、その他 糖尿病やその予備軍など、糖代謝に異常がある場合には、術後の血糖管理を厳しくコントロールする必要があるため、血糖値検査は欠かせない。そのほか、うつや不安など、精神状態についてのチェックもおこなう

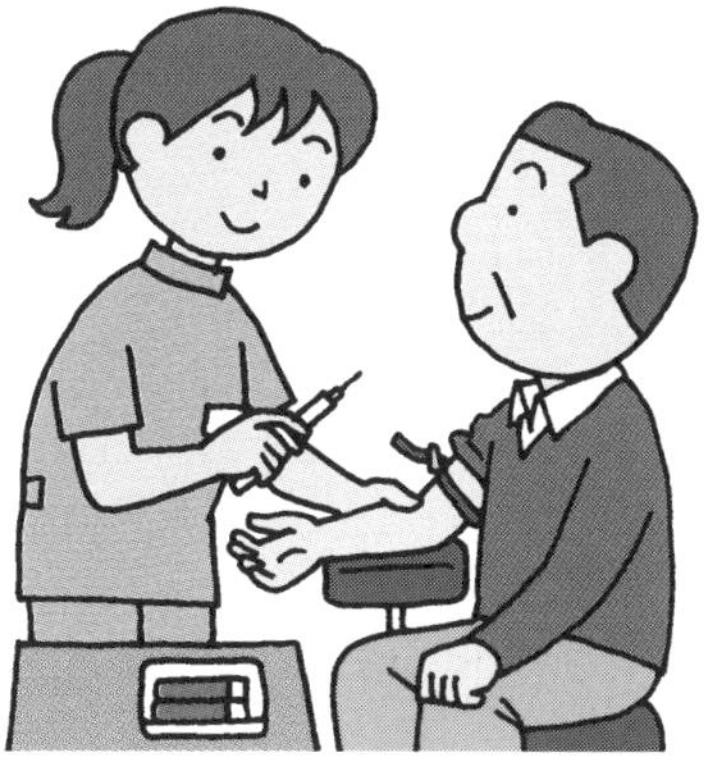

治療で命が削られては元も子もない

食道がんの手術は、胸やおなかを切り開くこともあり、患者さんには大きな身体的負担がかかります。抗がん剤を使う化学療法にしても、放射線療法にしても、全身への影響は防ぎきれません。しかも、患者さんには高齢者が多く、また、長年の喫煙、飲酒の習慣も影響し、内臓の機能が低下している人も少なくありません。

そこで治療の前には、治療に耐えられるかどうかをチェックしておきます。全身の状態によっては、がんの根治を目指す治療はおこなわず、症状をやわらげることを目的にした治療だけにとどめておくということもありえます。

緩和医療

身体的、精神的な苦痛をやわらげることも大切

がんを患うことで患者さんに生じる身体的、心理的な苦痛をやわらげ、生活の質を保つために必要となるのが緩和医療です。

がんと診断されたときから苦痛への対処は必要

医療の役割は、がんそのものを治すだけにとどまりません。患者さんやその家族がかかえる、身体的、心理的、社会的な問題を的確にみすえて解決し、苦痛の回避と軽減をはかることも大切な役割のひとつです。これが緩和医療と呼ばれるものです。

がんがかなり進んだ状態でみつかった場合には、緩和医療、緩和ケアを中心に対処していくことになります。また、がんが比較的早い段階でみつかった場合でも、本人や家族の不安や苦痛は大きいこともあります。本来は、がんと診断されたときから、だれでも緩和医療を受けられるのが理想です。

がんが引き起こしやすい悩み

がんのように命を脅かす病気は、患者さん本人はもちろんその家族にも、さまざまな苦痛や悩みをもたらしがちです。その苦しみをやわらげ、生活の質（QOL）を維持するための治療も必要です。

がんに共通する悩み

- 死への恐怖、治療に伴う苦痛への不安など、精神的な苦痛
- 経済面での不安・負担、仕事や家庭生活面で役割を果たせなくなることへの負い目・心配

など

- 身体的な苦痛

がんが臓器を圧迫して生じる痛み／肺転移による呼吸器症状／脳転移による頭痛／治療に伴う副作用など

食道がんで起こりやすい症状

- 飲み込めない、食べられない
- 声が出にくくなる
- 肺炎を起こしやすくなる

など

専門家のチーム力が必要

緩和医療を進めるうえでは、医師や看護師だけでなく、医療にかかわるさまざまな専門家がチームを組み、患者さんを支えていくことが必要です。

医学的治療

- 食道がんの主治医を中心に、放射線科医、麻酔科医などが連携して、身体的な苦痛の緩和につとめる

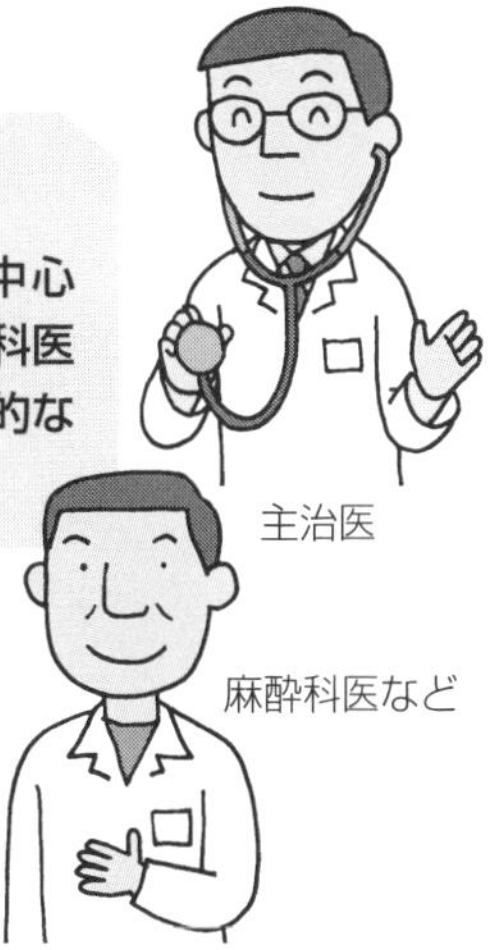

主治医

麻酔科医など

リハビリ

- 理学療法士が発声訓練や飲み込みの練習などを指導し、患者さんのQOL改善につとめる

理学療法士

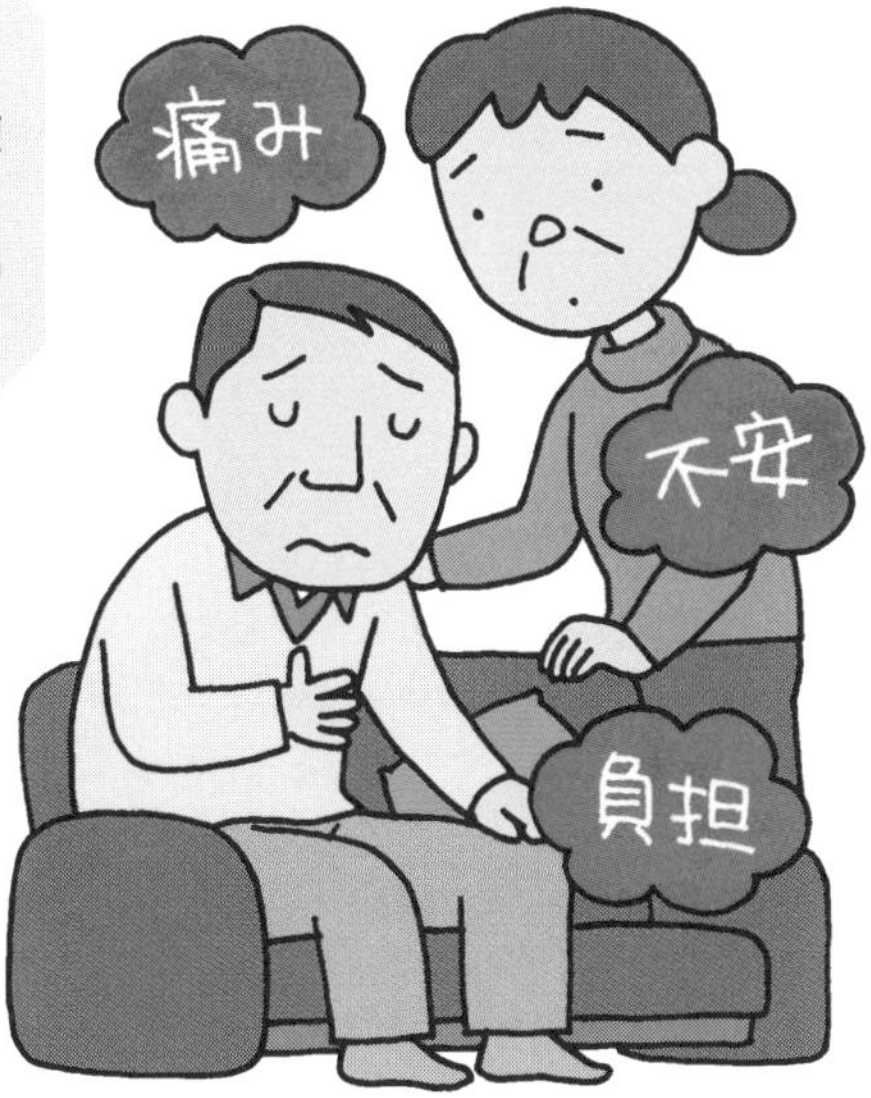

患者さん本人だけでなく、その家族なども緩和ケアの対象となる

ケア

- 患者さんにとってもっとも身近な存在である看護師が、本人と家族に日々のケア全体についてアドバイスしたり、相談にのったりする
- 食事・栄養面は管理栄養士がサポートする
- 化学療法や放射線療法の副作用が強いときは、症状をやわらげる薬について薬剤師がサポートすることも

カウンセリング

- 不安感が強いなど、精神的に不安定になっていると治療にも影響する。心理療法士によるカウンセリングなどで、患者さんがかかえる心理的な負担を軽減し、前向きな気持ちで治療できるように支えていく

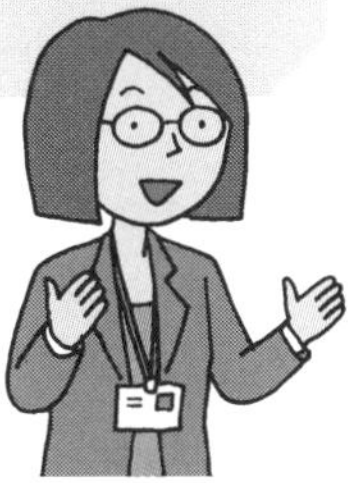

心理療法士

社会福祉

- 医療費など経済的な問題や、社会生活面での不安や懸念材料がある場合には、ソーシャルワーカー（社会福祉士）が相談にのってくれる

ソーシャルワーカー

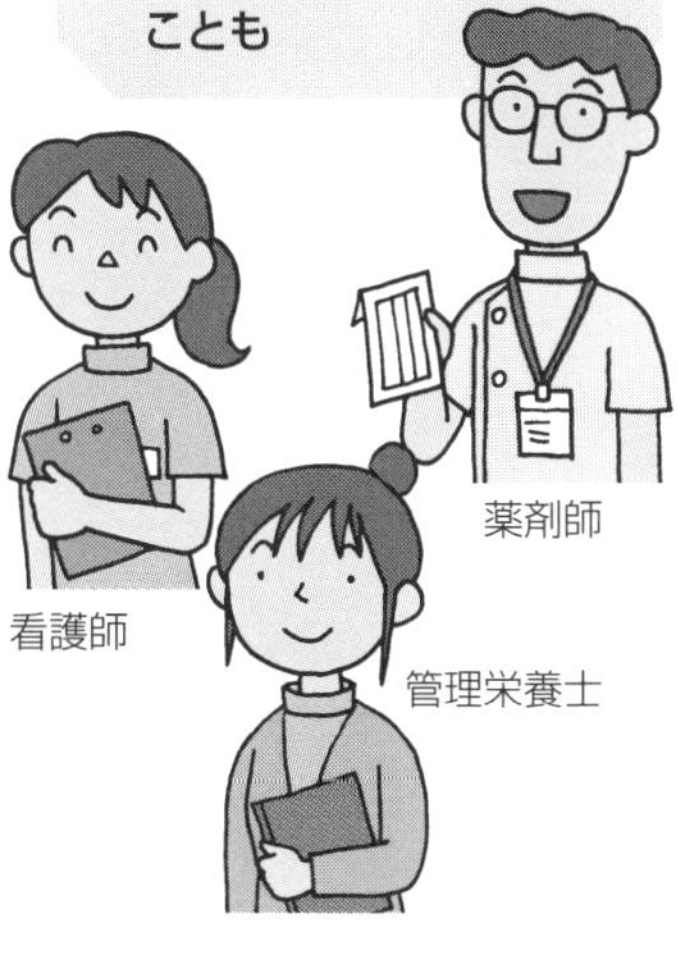

薬剤師

看護師

管理栄養士

COLUMN

納得できる医療機関、治療法を選ぼう

どこでどんな治療法を受けるかは自分で決める

どんな治療法を選択するかに加え、どこで治療を受けるのかも、重要な検討事項です。食道がんは集学的治療を必要とすることも多いため、少なくとも外科、内科、放射線科がそろった医療機関であることが望ましいといえます。

また、食道がんの外科治療は、医師の技量が大きくかかわってきます。年間の治療数の多寡は技量をはかるひとつの目安になるでしょう。

▼どこで、どのように治すか決めるまでにやるべきこと

自分の病気にきちんと向き合う

自分の病気や治療法について、しっかり勉強しておく

情報を集める

受診先、あるいは初めの受診先で紹介された医療機関が、食道がん治療をどの程度手がけているか調べておく。市販の書籍やインターネットでの検索も可能

場合によってはセカンドオピニオンを求める

医療機関によって得意な治療法が異なることもある。すすめられた方法以外の治療法を検討したい場合には、セカンドオピニオンを求めてもよい。ただし、食道がんは時間との闘い。無駄な時間を費やさないことも大切

治療の限界についても確認しておく

高度に進行している場合、完全に治るとはいえないこともある。「最新治療」という触れ込みを鵜呑みにしない

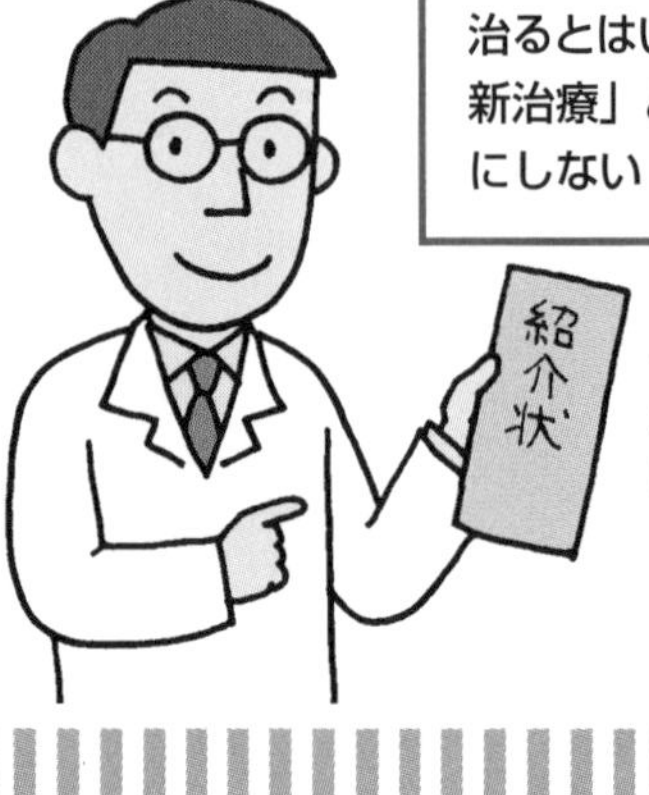

セカンドオピニオンには、それまでに受けた検査の結果や医師の紹介状が必要。担当医に頼めば用意してくれる

3

手術を受けることになったら

がんの治療は切除が基本です。
がんを手術で取り切ることができれば、根治の可能性が高まります。
手術の方法は、がんの進みぐあいや、がんのある位置によって違います。
ある程度進行している場合には、抗がん剤や放射線による治療を
組み合わせることもあります。
自分の場合はどう治していくのか、事前に確認しておきましょう。

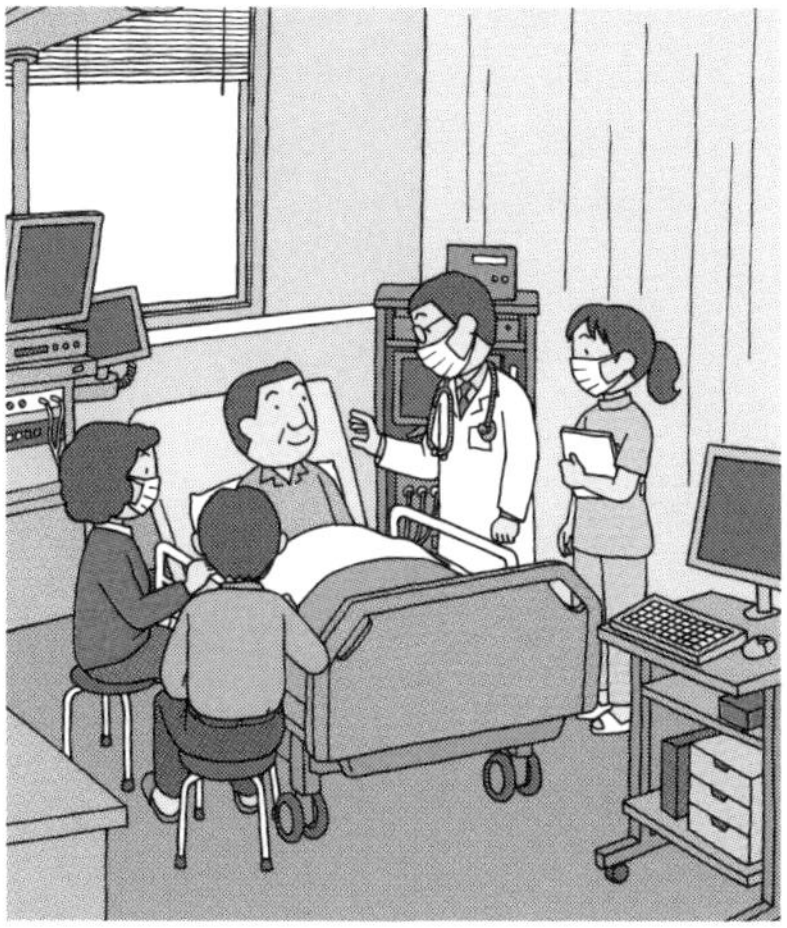

内視鏡治療①

ごく早期なら病巣を粘膜下層ごと取り除く

がんが粘膜のごく浅い部分にとどまっている早期の食道がんなら、内視鏡を使ったがんの切除が可能です。体への負担が少なく、回復も早いのが特徴です。

リンパ節転移のない早期がんに限られる

内視鏡治療では、がんの病巣を粘膜下層から表層の粘膜ごと取り除きます（内視鏡的切除）。リンパ節転移のない粘膜の浅い部分にとどまっている早期がんなら、この方法で十分に根治が期待できます。体を大きく切開する外科手術にくらべて身体的な負担が少ないぶん、術後の回復も早くなります。

ただし、術前の検査の正診率、つまり正しく診断できる割合は、がんの深達度については八〇～九〇％、リンパ節転移については六〇～七〇％程度といわれています。内視鏡治療を選択するときには、こうした現状もふまえておきましょう。

内視鏡的切除が可能な条件

内視鏡を使った治療で根治が望めるかどうかは、がんの深さや広がり、リンパ節転移の状況しだい。術前の検査がきわめて重要です。

がんの深さが粘膜固有層まで

基本的には、原発巣の壁深達度が粘膜固有層にとどまっている早期がん（0期）が対象

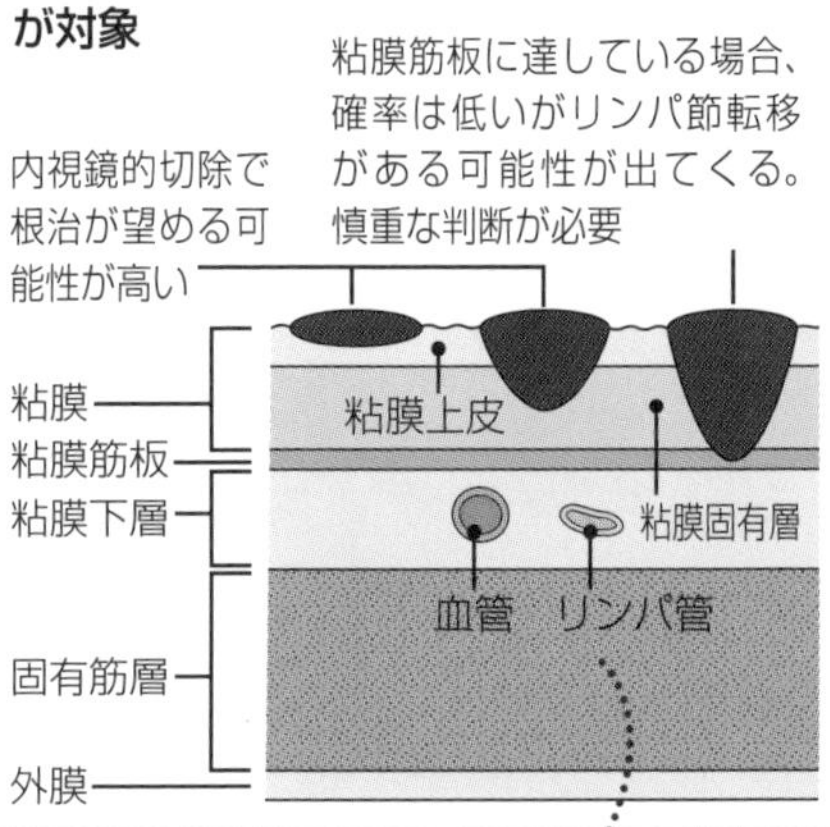

リンパ節転移がない

粘膜固有層にとどまっていれば、転移が起きている可能性は低い。粘膜下層に達するとリンパ節転移がみられる確率が高くなるため、ほかの治療法を優先する。Ⅱ期以降は対象外

がんの広がり方にもよる

食道の内側全周には及んでいないか、全周に及んでいる場合はごく浅い5cm以下のがん。がんの広がりが４分の３周以上の場合、治療後、食道の狭窄が起こりやすくなる（→46ページ）

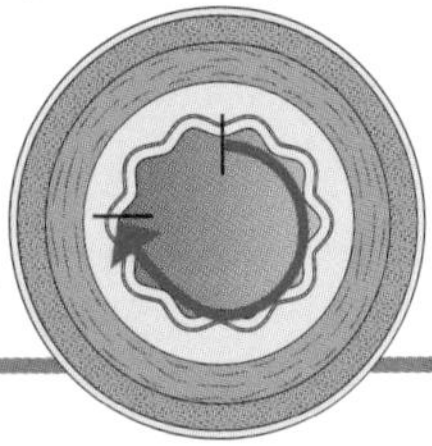

主流は病巣をはぎ取るESD

　内視鏡治療には、病巣をスネア（ワイヤー）で引っかけて切り取るEMRや、電気ナイフで病巣を削るESDがありますが、現在はESDが主流です。

病巣を引っかけて焼き切る　EMR（内視鏡的粘膜切除術）

　一度に切除できるのは2cm以内。それ以上大きながんは、分割して切除します。分割切除をすると治療後の検査で浸潤ぐあいなどの把握がしにくく、再発も多いことから、近年はこの方法で治療する例は減っています。

病巣部分の粘膜下層に生理食塩水を注入。膨らんだ部分にスネアをかけて高周波電流で焼き切る

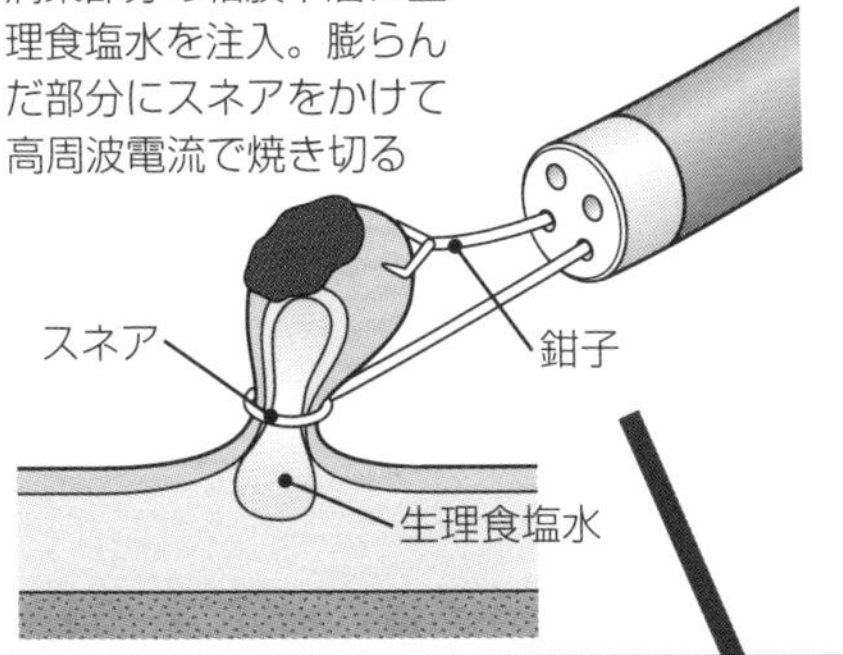

その他

　出血しやすい傾向があるなど、さまざまな事情で粘膜の切除がむずかしい場合には、レーザーやアルゴンプラズマ、電磁波などを利用して、病巣を固めてしまう治療法もあります。

病巣をまとめてはぎとる　ESD（内視鏡的粘膜下層剥《はく》離《り》術）

　ナイフのような器具で、粘膜下層の組織ごとがんを切除する方法。組織をまとめて採取できるため、術後の検査で病状を正確に把握できます。

　ただし、食道壁を傷つけやすく、高度な技術を要します。

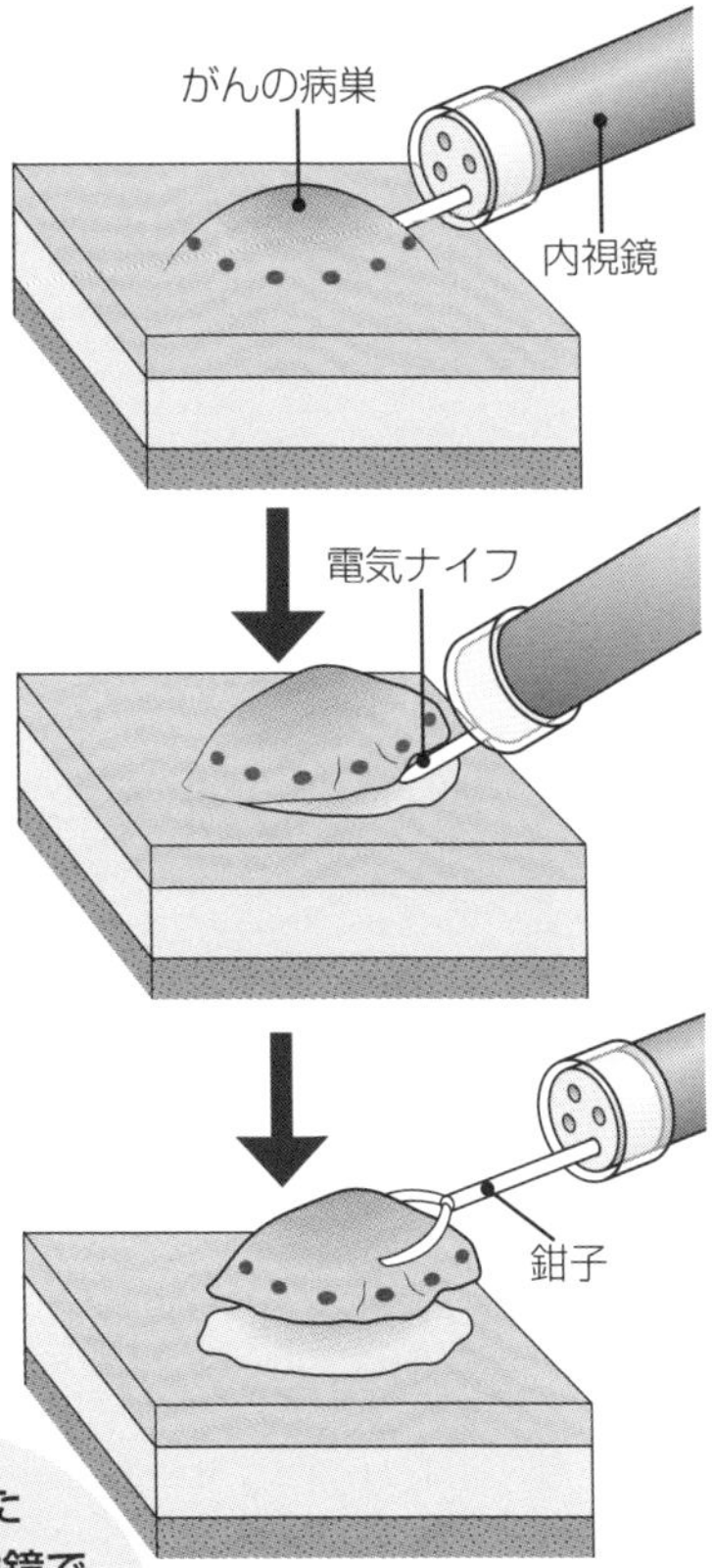

がんの病巣周囲にマーカーで印をつけ、粘膜下層に生理食塩水を注入。病巣を膨らませる

電気ナイフでマークの外側から粘膜下層ごとはがすように切り取る

内視鏡から鉗子を出し、剥離した組織を採取する

剥離した組織を顕微鏡で調べ、がんの大きさや浸潤の程度などを調べる（→47ページ）

3 手術を受けることになったら

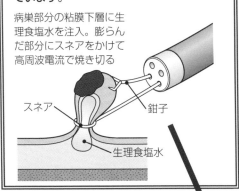

内視鏡治療②

取り残しの可能性があれば追加治療

身体的負担が少ない内視鏡治療ですが、リスクもあります。
内視鏡的切除だけで終わらず、別の治療法を追加して根治を目指すこともあります。

高い技術力が必要な治療法でもある

体を切り開かないからといって、内視鏡的切除は簡単な方法というわけではありません。安全におこなうには繊細で精密な操作が必要です。とくに、現在、主流となっているＥＳＤは高度な技術を要します。

また、採取した組織を検査した結果、外科手術など、ほかの治療法をやり直すようになることもあります。

自分のがんの状態、かかっている医療機関の治療実績などを十分に検討しておくことが必要です。

起こるかもしれないトラブル

内視鏡的切除の術中、術後にトラブルが生じることもあります。治療に伴う合併症への対処も内視鏡を使っておこなうのが基本です。

治療中・入院中

がん組織のまわりには、がんに栄養を送るために細い血管が集まっているため、操作器具が血管を傷つけて出血してしまうことがあります。また、食道の壁は非常に薄く、粘膜を取り除く際に孔が開いてしまうことも。放っておくと孔から唾液などが食道外にもれ出し、感染を引き起こすおそれがあります。

出血したら?

- 電気メスで出血部位を固めて止血したり、クリップや止血鉗子などの器具で傷ついた血管を挟んだりして止血する
- 治療後に出血が生じた場合も、同様の処置をする

孔が開いたら?

- 治療で生じた孔はクリップでふさぐ
- 細菌が繁殖して膿んだときは、抗生物質を用いて治療。膿がたまった場合は、体外に排出する処置が必要になる

退院後

粘膜だけとはいえ、取り除いたあとは傷が残ります。傷が治る過程で組織が引きつれ、食道の内腔が狭くなることも。狭窄予防の策がとられますが、完全には防げないこともあります。

食道が狭くなったら?

- 治療後１～２週間は、飲み込んだ際に違和感が出ることもあるが、しだいに慣れてくる
- 飲み込みにくさなどの症状が続く場合は、風船状のバルーンを挿入し、狭くなった部分を押し広げる治療をおこなうこともある

スケジュールの目安

医療機関によっても異なりますが、治療が順調に進めば入院期間は１週間～10日程度。追加治療が必要な場合は、改めてスケジュールを立て直します。

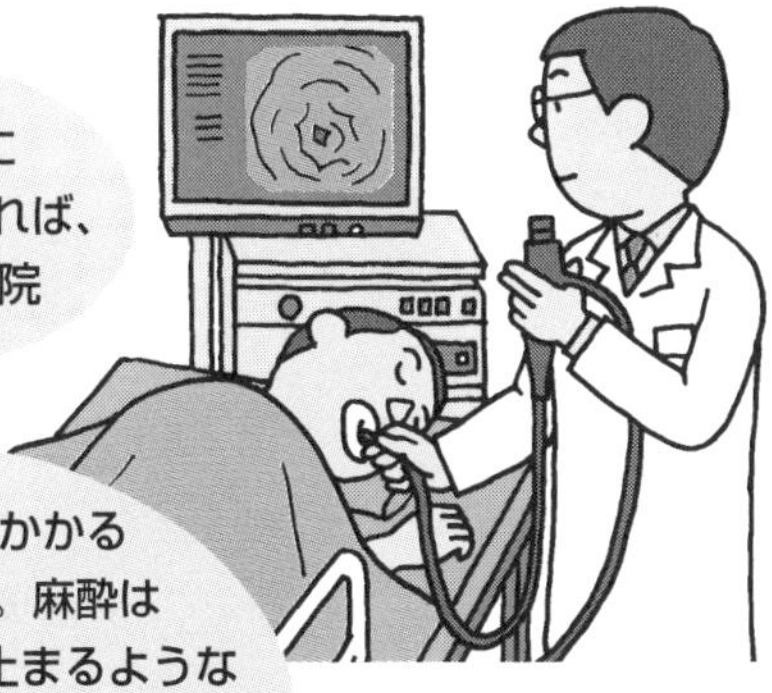

入院

事前に検査が済んでいれば、治療の前日入院

治療

●治療自体にかかる時間は１～２時間。麻酔はかけるが、自発呼吸も止まるような全身麻酔ではなく、うとうとする程度

●治療直後は患部からの出血が起きやすいので、１日安静に過ごす

狭窄を防ぐ薬を使う

治療終了時に食道粘膜にステロイド薬の注射をしたり、治療後数週間ステロイド薬の内服を続けたりすることで、食道の狭窄が起こる危険性は減ります。

切除した組織を顕微鏡で詳しく調べる

切除した組織を病理検査に回し、がんの深さや取り残しの有無、リンパ管への侵入の有無などを調べます。

術後

水は治療の翌日から、食事は３日後からとり始められることが多い

取り切れたと判断されれば追加治療はなし

がんが粘膜内にとどまり、取り残しがなくリンパ管への侵入もないことが確認されれば、追加治療の必要はありません。

退院

合併症もなく、食事もふつうにとれるようになれば退院

すぐには追加治療をせず経過観察を続け、再発がみつかりしだい追加治療を始めるというケースもある

浸潤が深い・広い場合には追加治療を検討

がんが予測より深くまで浸潤していたり、取り残しやリンパ管への侵入があったりした場合は、化学療法、放射線療法、手術療法などを追加して根治を目指します。

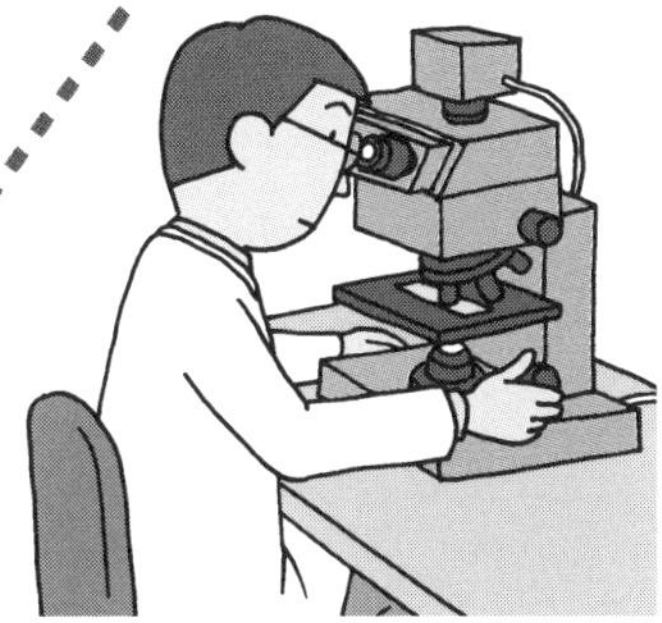

切除した組織を顕微鏡で詳しく観察する

食道とリンパ節を取り、通路を作り直す

がんが粘膜筋板を越えていれば、可能なかぎり外科手術をおこないます。胸や腹などを大きく切開しない方法も増えていますが、切除する範囲などは従来の開胸・開腹手術と変わりません。

手術でおこなう3つのこと

食道がんの手術は、食道や周囲のリンパ節の切除に加え、失った部分の再建が必要になります。ただし、病巣が食道のどの位置にあるかで、具体的な手術の方法は変わってきます。

1 食道切除

がんとその周囲の食道を取り除く

食道の一部または全部を切除します。病巣周囲の正常に見える組織も切除して、がん細胞の取り残しを防ぎます。

頸部食道がんでは食道だけでなく声帯や気管を切除することがあります。胸部や腹部食道がんでは胃の一部も切除します。

2 リンパ節郭清《かくせい》

周囲のリンパ節を切除する

転移しているリンパ節はもちろん、転移が起きていなくても、転移予防のため病巣周囲のリンパ節は切除しておきます。これをリンパ節郭清といいます。

進行しているほど、広い範囲のリンパ節を切除する必要があります。

3 食道再建

食べものの通り道をつくり直す

口にしたものを胃まで送れるよう、通路をつくり直します。もっとも多いのは胃を持ち上げて細くし、頸部食道とつなぎ合わせる方法ですが、小腸の一部を切り取り、欠けた部分に移植する方法もあります。

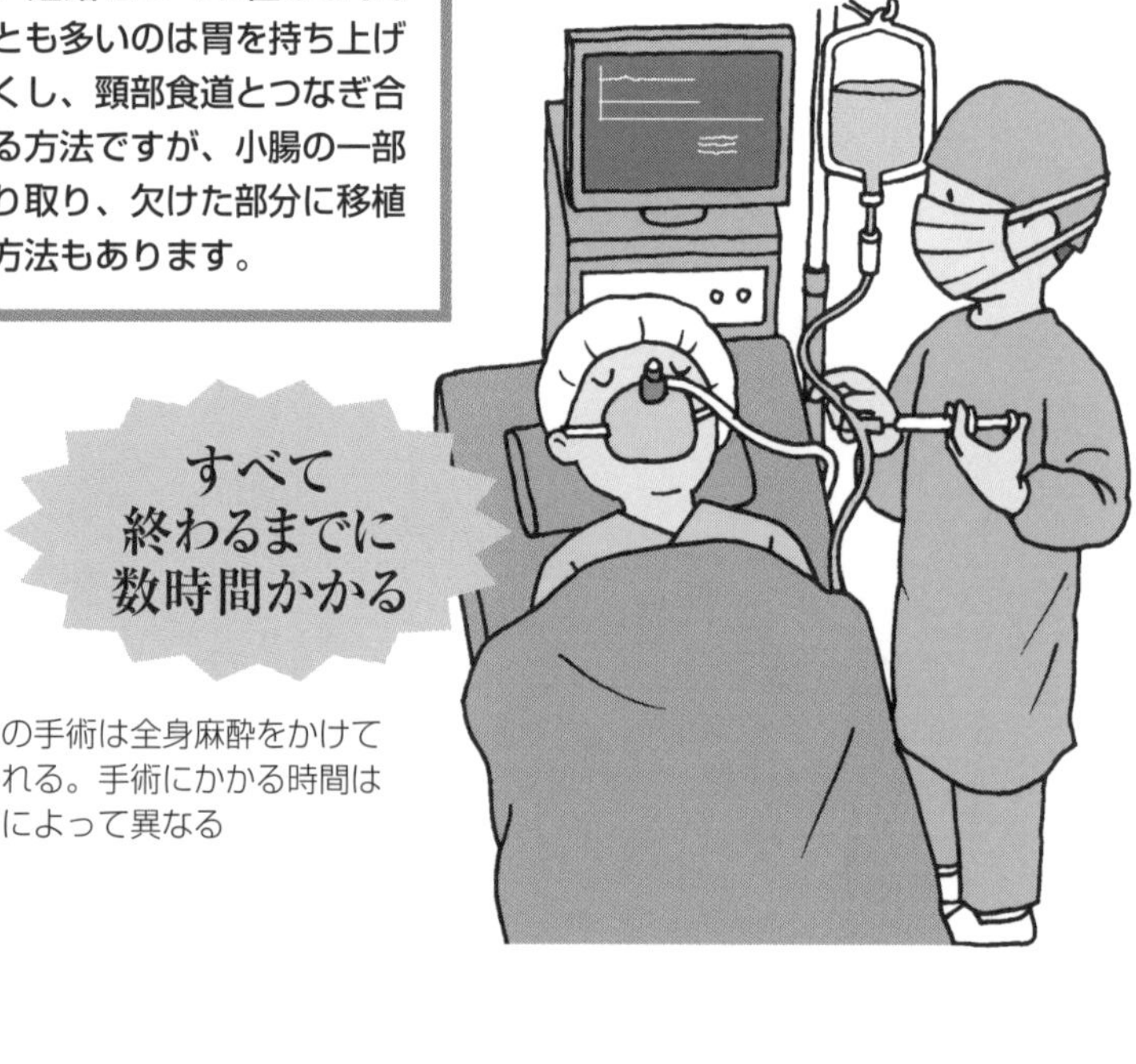

食道がんの手術は全身麻酔をかけておこなわれる。手術にかかる時間は医療機関によって異なる

負担は大きいが治療効果は高い

　がんが取り切れると判断される場合には、外科手術をおこなうのが一般的です。食道がんは比較的早い段階から、広くリンパ節に転移することが多いため、食道だけでなくその周囲のリンパ節を徹底的に切除しておかなければなりません。わずかでも取り残しがあれば、そこから再発・転移が起きてくる危険性があるからです。

　食道がんの手術は患者さんへの負担も決して小さくありません。

　しかし、手術が可能な程度のがんで、患者さんに手術に耐えられるだけの体力があれば、もっとも効果の高い治療法といえます。

開胸・開腹手術の実際

　食道がんに対しては、開胸・開腹手術がおこなわれてきました。消化器の手術のなかでもっともむずかしいといわれており、長時間に及ぶことも少なくありません。

胸・腹・のどを切り開く

がんのある位置によって異なることもありますが、胸や腹、のどを切開し、食道やがんの浸潤が認められる周囲の臓器の一部や、リンパ節を取り除いたうえで、食道の再建をおこないます。

▼切開する部位（例）

手術室に入室したら全身麻酔をかけられる。麻酔が効いてきたら左側を下にした横向きの姿勢にされ、手術が始まる

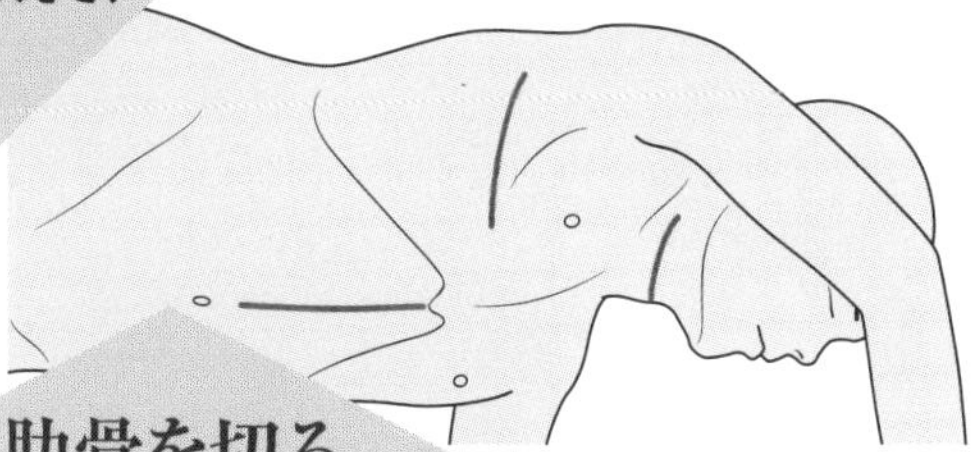

肋骨を切る

体の表面を切るだけでは食道やリンパ節に到達できません。肋骨を切って開き、肺をよけながら手術することになります。手術が終わったあとは肋骨を元の位置に戻し、そのまま縫合します。いずれ骨を切ったところはくっつきます。

開胸・開腹手術の実施数は減っている

　食道がんの手術方法は、近年、大きく変わってきています。胸や腹、首のつけ根から医療用カメラがついた内視鏡を挿入し、体の中の様子を確認しながら手術をする「鏡視下手術」が増え続けています。また、内視鏡手術支援ロボットを導入し、「ロボット手術」をおこなう医療機関も増えています（→51ページ）。

　いずれも、患者さんの体への負担が少ないという面はあります。ただし、食道と接する臓器に浸潤している可能性がある場合や、胸の中やおなかの中に高度の癒着があると予想される場合などは、開胸・開腹手術のほうが向いていると判断されることもあります。「新しい手術方法のほうが安全」といえるかどうか、断言はできません。

鏡視下手術

胸腔鏡・腹腔鏡手術なら傷は小さい

胸腔鏡などを使う鏡視下手術をおこなう医療機関も増えています。体への負担の少なさが最大のメリットですが、だれでもどこでも受けられる方法ではありません。

鏡視下手術の特徴

手術に用いる胸腔鏡や腹腔鏡は内視鏡の一種。胸の中（胸腔）やおなかの中（腹腔）を内視鏡で確認しながら手術をする方法が、鏡視下手術です。

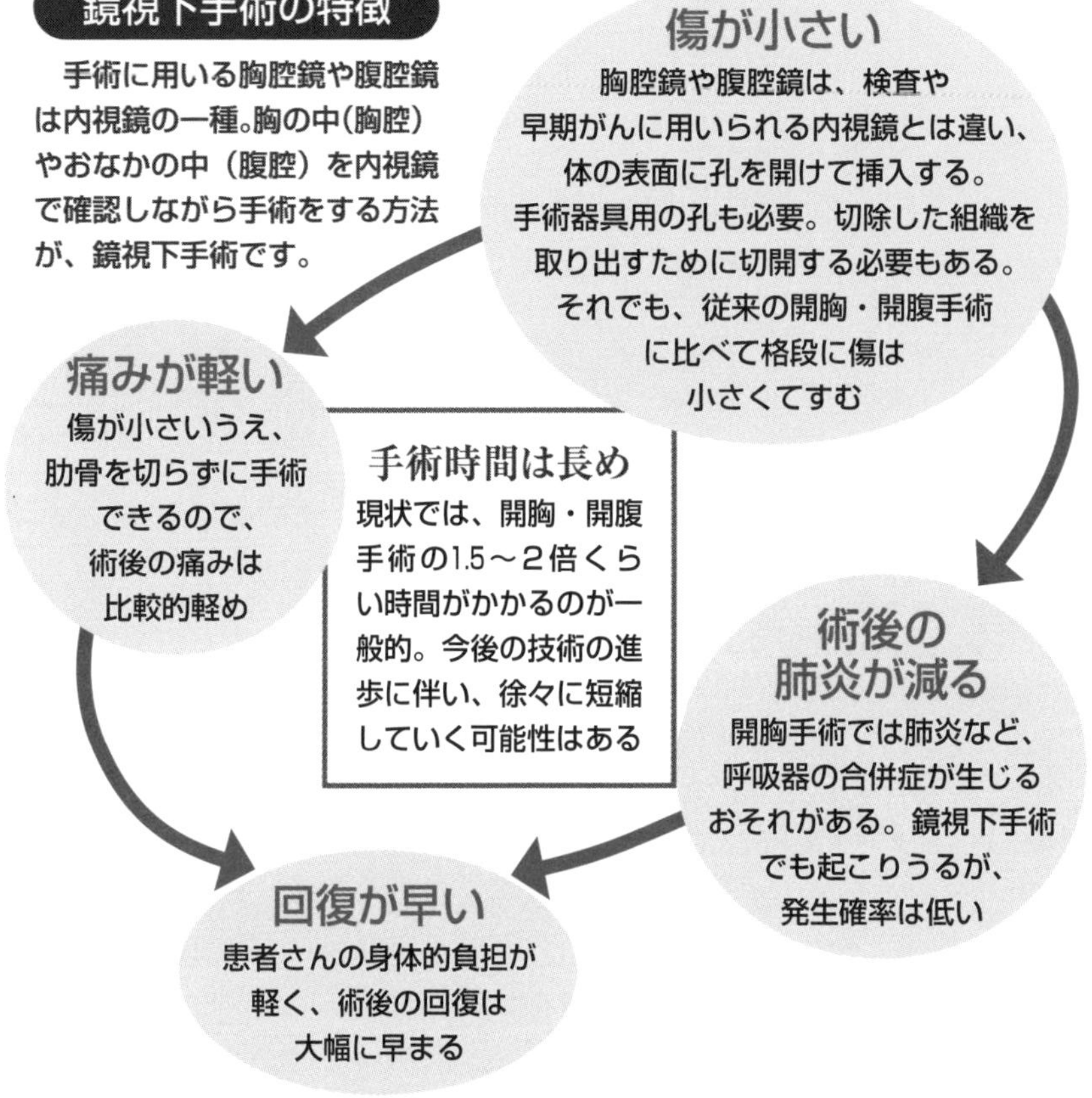
傷が小さい
胸腔鏡や腹腔鏡は、検査や早期がんに用いられる内視鏡とは違い、体の表面に孔を開けて挿入する。手術器具用の孔も必要。切除した組織を取り出すために切開する必要もある。それでも、従来の開胸・開腹手術に比べて格段に傷は小さくてすむ
痛みが軽い
傷が小さいうえ、肋骨を切らずに手術できるので、術後の痛みは比較的軽め
術後の肺炎が減る
開胸手術では肺炎など、呼吸器の合併症が生じるおそれがある。鏡視下手術でも起こりうるが、発生確率は低い
回復が早い
患者さんの身体的負担が軽く、術後の回復は大幅に早まる
手術時間は長め
現状では、開胸・開腹手術の1.5～2倍くらい時間がかかるのが一般的。今後の技術の進歩に伴い、徐々に短縮していく可能性はある

受けるなら経験豊富な医療機関で

鏡視下手術では、胸やおなかを大きく切り開くことなく、病巣の切除から食道の再建までおこなえます。胸腔鏡下手術や腹腔鏡下手術、新しい術式である縦隔鏡《じゅうかくきょう》下《か》手術は、いずれも健康保険の適用が認められた手術方法で、患者さんの体への負担も少ないとされます。

一方で、画像を頼りに、狭い空間の中で器具を操作して病巣を切除し、広い範囲に及ぶリンパ節を確実に郭清するには、医師の高い技術力が要求されます。決して「簡単な手術」とはいえません。

鏡視下手術を希望する場合には、経験豊富な医療機関を選ぶことが大切です。

モニターをみながら手術する

開胸・開腹手術では、医師が肉眼で体内の様子を確認しながら手術をおこないますが、鏡視下手術では、胸腔鏡や腹腔鏡がカメラでとらえた映像をモニターに映し、そのモニターをみながら、医師が手術を進めていきます。

▶胸腔鏡下手術時の様子

胸腔鏡下手術で確実に広い範囲のリンパ節を取り除くためには、開胸・開腹手術以上に、細やかな手術手技が要求される

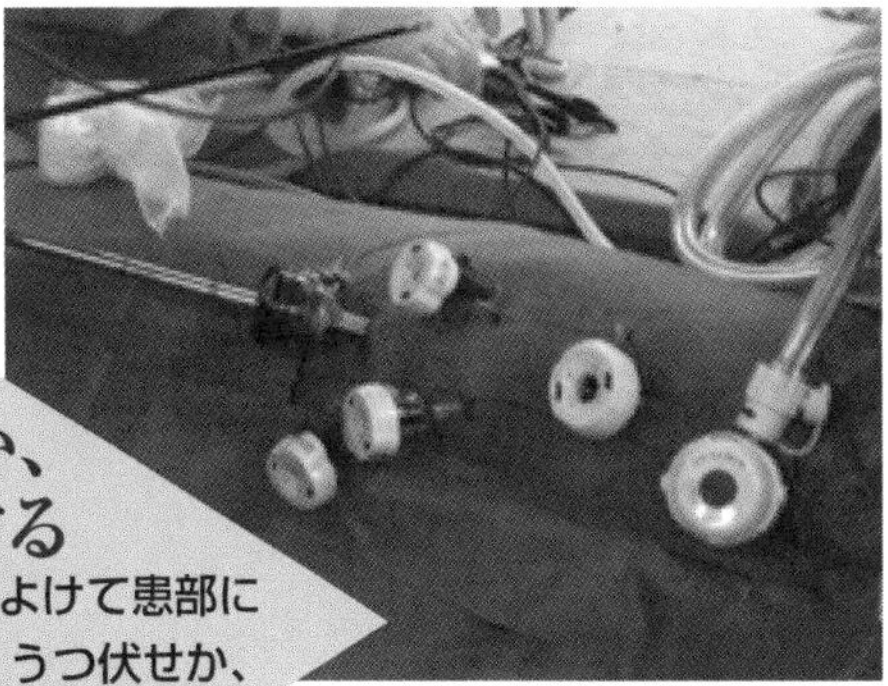

うつ伏せか、左を下にする

胸腔鏡を使うときは、肺をよけて患部に到達しやすくするために、うつ伏せか、左を下にした横向きの姿勢で手術する

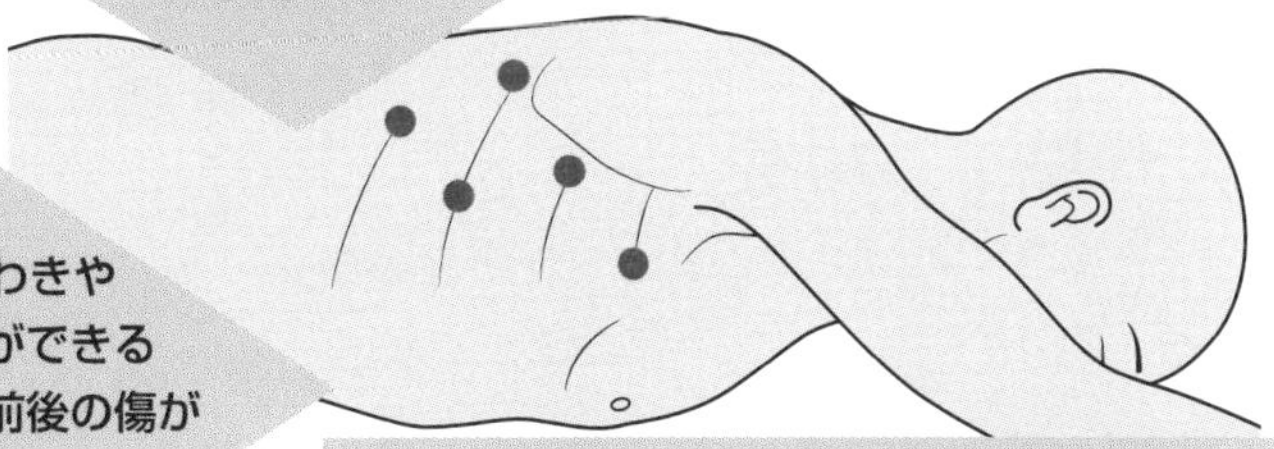

数ヵ所に小さな傷が残る

●胸腔鏡下手術のときには、胸のわきや背中の4～5ヵ所に1cm 前後の傷ができる

●腹腔鏡下手術では、おなかに1cm 前後の傷が4ヵ所前後、約7cm の傷が1ヵ所残る

●頸部の手術が必要な場合は、通常の手術と同様に切開する

縦隔鏡を使う方法も

仰向けの姿勢で首のつけ根から縦隔鏡を入れ、肺と肺の間（縦隔）の様子をみながらおこなう縦隔鏡下手術という方法もある。

胸腔鏡下手術との違いは、肺や気道をよけずに病巣に到達可能という点。より体への負担は少ないといえるが、十分なリンパ節郭清をおこないにくいという面もある

「ロボット手術」も増えている

内視鏡手術支援ロボット（ダヴィンチ、hinotori）を導入し、食道がんに対して「ロボット手術」をおこなう医療機関も増えています。

ロボット手術では、鏡視下手術と同様に体に数ヵ所、孔を開け、そこから手術器具をつけたロボットアームと内視鏡を挿入します。医師は、体内の様子が立体的に映し出された拡大画面をみながら、手元のハンドルを操作します。それに応じてロボットアームが動き、手術が進められていきます。

保険適用が認められた手術方法です。

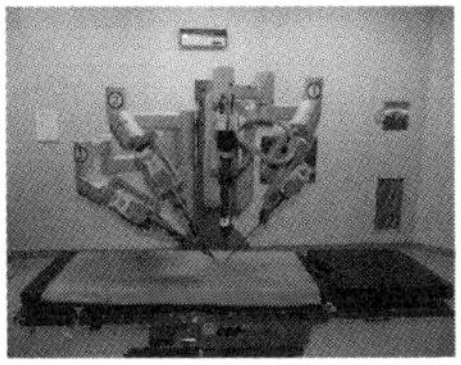

ダヴィンチの装置（ロボットアーム）

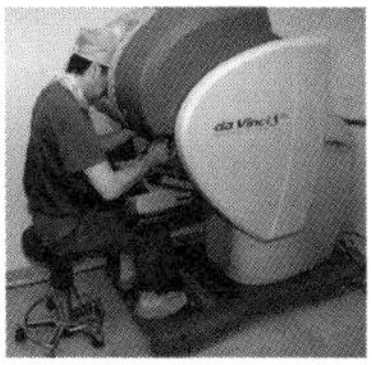

医師は操縦席に座り、ロボットアームを遠隔操作して手術する

頸部食道の手術

喉頭を残せるかどうかで術後の影響は変わる

頸部食道がんは、喉頭を温存するかどうかが術後の生活の質（QOL）に大きく影響します。医師の技量も大きくかかわってきますので、手術の前にしっかり相談しておきましょう。

切除範囲は病巣の広がりしだい

のどの奥のほうの下咽頭と胸部食道の間は、頸部食道と呼ばれています。頸部食道がんは、隣接する咽頭や喉頭、気管などへの浸潤があるかどうかで、手術する範囲が大きく変わってきます。がんの広がりぐあいによっては、胸部食道も切除することがあります。

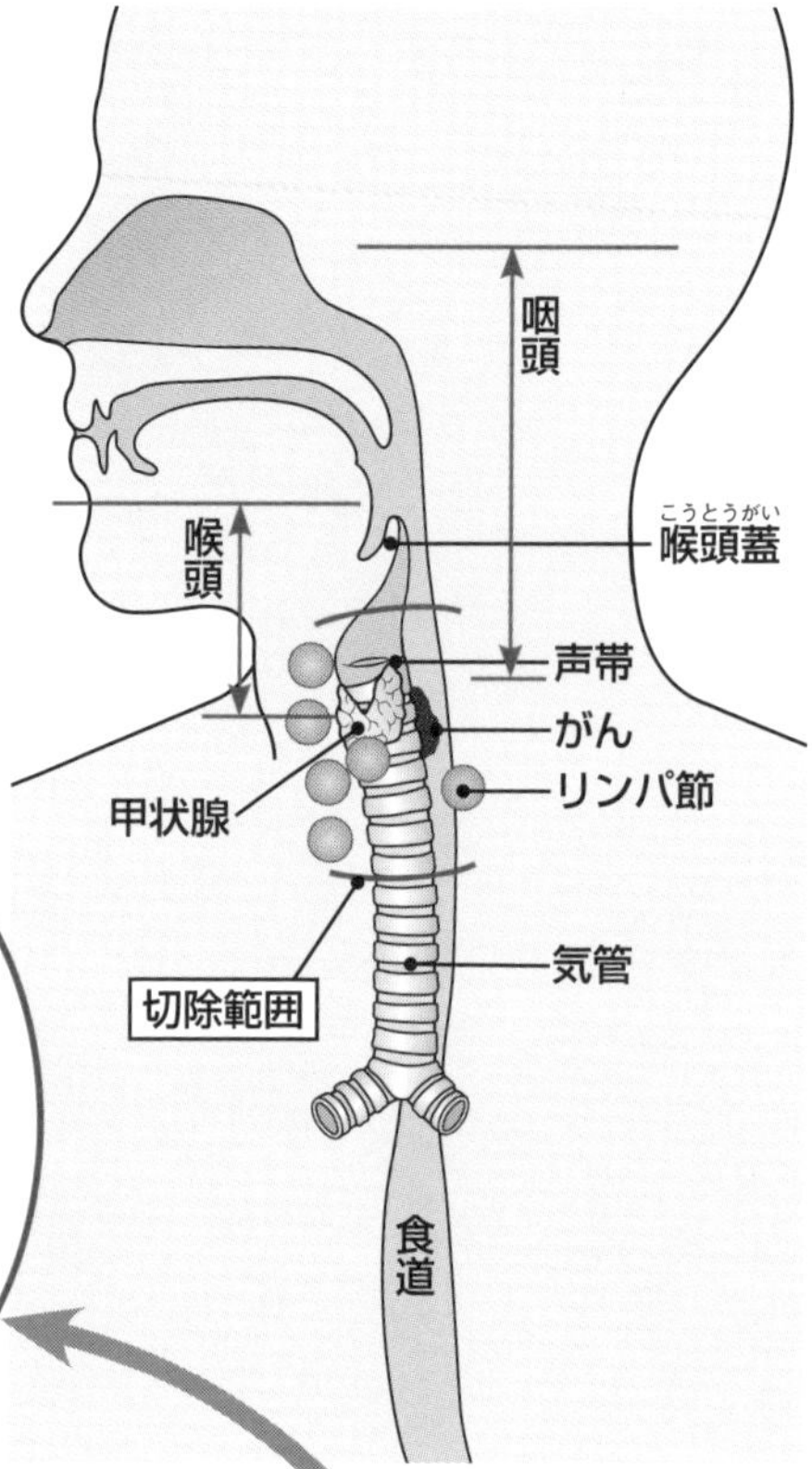

喉頭を切除する場合

隣接する器官に浸潤している場合、食道やリンパ節だけでなく、咽頭や喉頭、気管の一部なども切除する。甲状腺はなるべく残すが、一部を切除したり左右どちらかを切除したりする

喉頭を温存する場合

咽頭や喉頭、気管への浸潤がなく、がんが食道入り口の下にとどまっている場合は、咽頭や喉頭は切除せず温存できる可能性がある。声・呼吸機能は失われないため、術後の影響が少ない。頸部食道および周囲のリンパ節はきれいに切除しておく

術前補助療法をおこなうことも

切除範囲をなるべく小さくするために、まず化学療法などをおこない、病巣の縮小をはかることもある（→58ページ）

治療方法はよく相談して決める

頸部食道がんで問題になるのは、喉頭を温存できるか、つまり切除せずにすむかどうかです。

喉頭は気管の入り口にある器官。呼吸するときは喉頭蓋や声帯が開いていますが、飲み込むときは喉頭蓋が下がり声帯は閉じて、飲食物が喉頭や気管に入り込むのを防いでいます。また、声帯が軽く閉じ、吐く息によって振動することで声が出ます。つまり、喉頭は呼吸や嚥下《えんげ》(飲み込むこと)、発声にかかわる器官なのです。切除すれば、術後の生活にも大きく影響します。

とはいえ、喉頭を残すことで再発・転移の危険性を高めてしまうおそれもあります。病状、治療法の組み合わせ、医師の技量などにもよりますので、慎重な判断が必要です。

食道を再建する方法

小腸の一部を10cmほど切除して、食道の切除した部分に移植するのが一般的です。胸部食道も切除する場合は、胃を持ち上げて頸部食道の残った部分とつなぎ合わせます(→55ページ)。

再建に使う小腸は血管も一緒に切除して、首まわりの血管につなぐ

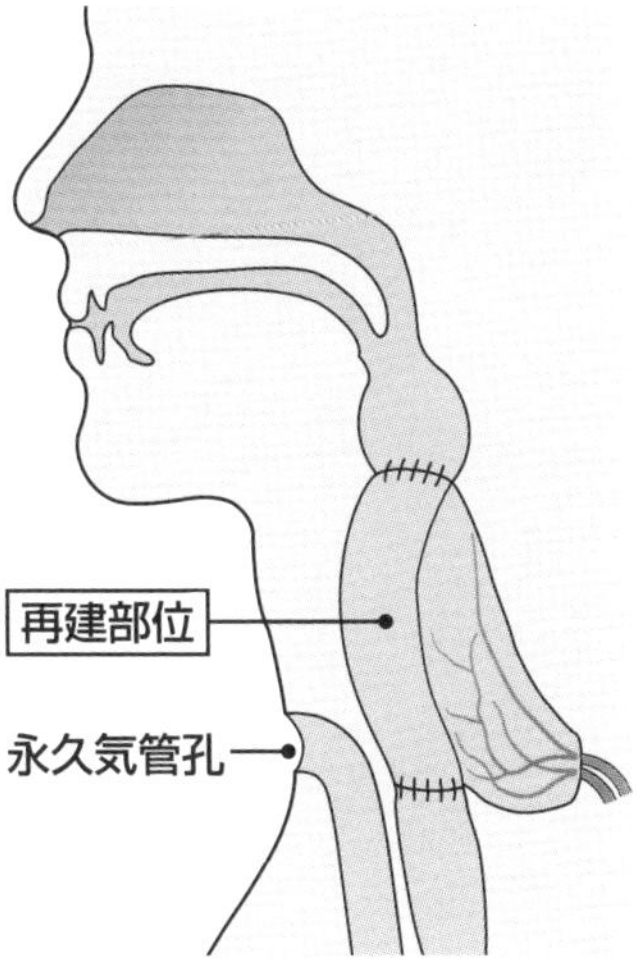

声帯が失われる

自然な肉声を出すことはできなくなる。しかし、リハビリテーションで発声訓練をしたり、機器を使ったりすることで、音声コミュニケーションは回復可能(→85ページ)

首に孔を開ける

喉頭を切除すると、鼻や口から吸い込んだ空気を肺へ送り込むことができなくなる。そのため、気管を鎖骨の上あたりの皮膚につなぎ、外気を直接気管に取り込むための孔をつくる。これを永久気管孔といい、以後、ここから呼吸する

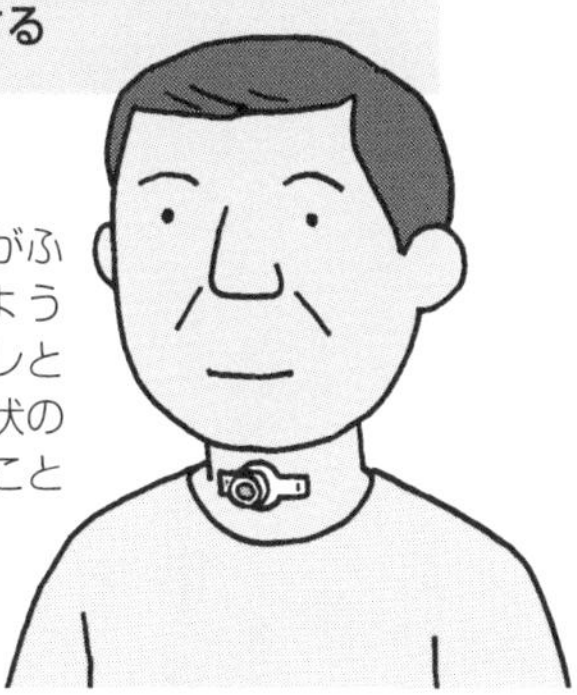

首に開けた孔がふさがらないように、カニューレというチューブ状の器具をつけることもある

甲状腺ホルモンの補充が必要なことも

甲状腺は体の新陳代謝にかかわるホルモンを分泌する器官。切除した場合には、甲状腺ホルモンを補う薬を服用する

食道の大部分を切除。胃を持ち上げて再建

食道がんのなかで、もっとも多い胸部食道がん。切除する食道の範囲も、リンパ節の範囲も、食道がんの手術のなかではもっとも広い、大きな手術になります。

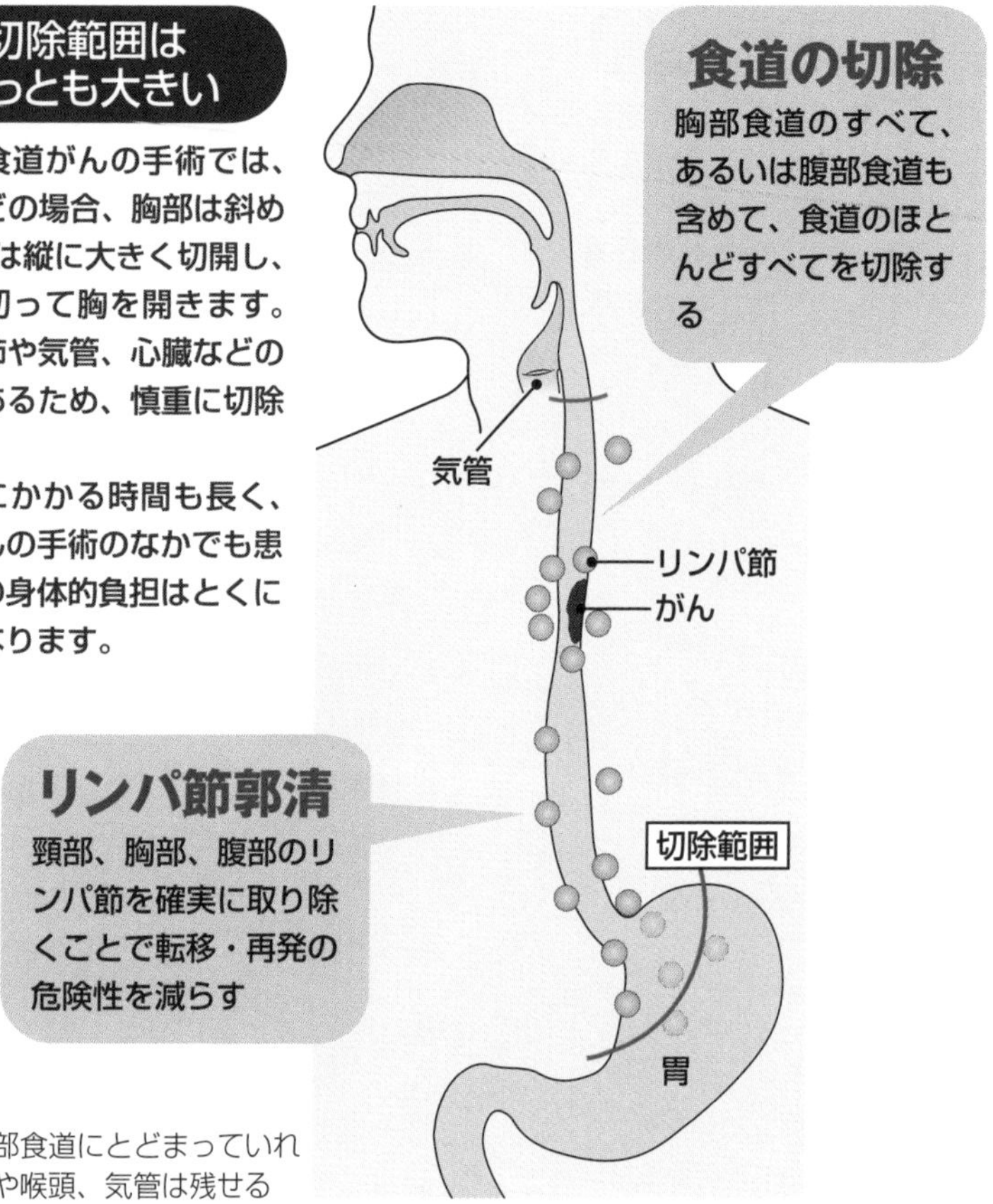
食道の切除
胸部食道のすべて、あるいは腹部食道も含めて、食道のほとんどすべてを切除する
気管
リンパ節
がん
リンパ節郭清
頸部、胸部、腹部のリンパ節を確実に取り除くことで転移・再発の危険性を減らす
切除範囲
胃

病巣が胸部食道にとどまっていれば、咽頭や喉頭、気管は残せる

切除範囲はもっとも大きい

胸部食道がんの手術では、ほとんどの場合、胸部は斜めに、腹部は縦に大きく切開し、肋骨を切って胸を開きます。周囲に肺や気管、心臓などの臓器があるため、慎重に切除します。

手術にかかる時間も長く、食道がんの手術のなかでも患者さんの身体的負担はとくに大きくなります。

広範囲のリンパ節郭清を確実におこなうことが大切

胸部食道に病巣があると、広い範囲のリンパ節に転移する危険性が高くなります。そのため、食道を切除するだけでなく、広い範囲のリンパ節郭清が必要です。切除が終わったら、引き続き胃を持ち上げて食道の代わりにする再建術がおこなわれます。

肺との癒着があるなど、胸部切開ができない場合には、化学放射線療法を優先します。頸部と腹部だけ切開して食道を切断し、切断した食道を引き抜く「食道抜去術《ばっきょ》」もありますが、この方法ではリンパ節郭清がしにくく、再発・転移の危険性が高いことから、現在はほとんどおこなわれていません。

▼再建経路

それぞれ一長一短がある。医師とよく相談して決めよう

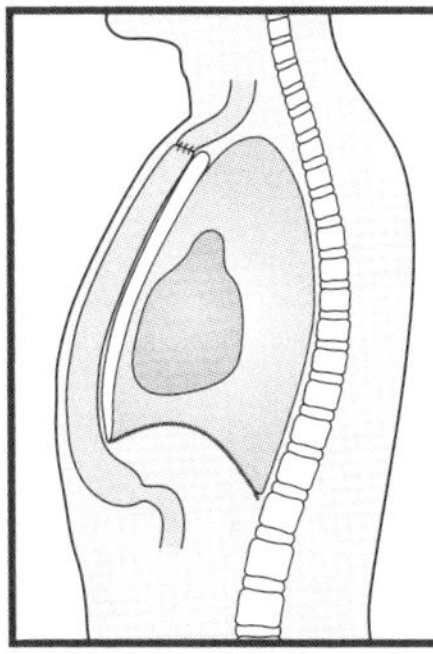

胸骨の前

胸骨の前、胸の皮膚のすぐ下に通す方法

長所 術後にトラブルが生じたときに対応しやすい

短所 皮膚のすぐ下に食道があるため、飲食物でふくらんだ状態がみえてしまう

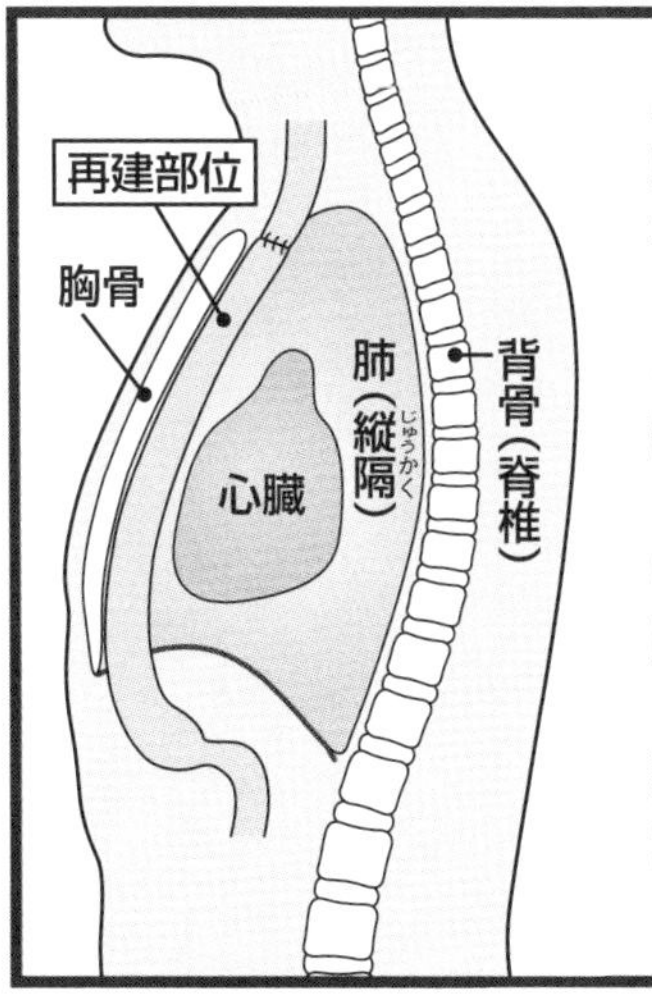

胸骨と心臓の間

胸骨の後ろ、心臓の前を通す方法。現在、もっともよくおこなわれる方法

長所 術後のトラブルに比較的対応しやすい。再建食道の長さも胸骨の前を通すより短くてすむ

短所 胸骨の前を通す方法にくらべると、トラブル対応はやや複雑

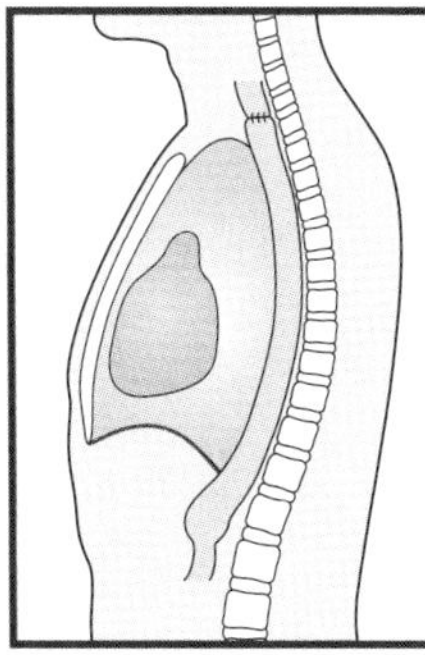

心臓と背骨の間

心臓の後ろ、背骨の前を通す方法

長所 再建食道がいちばん短くてすむ

短所 体の奥にあるため、術後にトラブルがあったときに対応しにくい

胃を持ち上げて通り道をつくる

食道を切除したあとは、胃を持ち上げて食道の代わりにする再建術がおこなわれます。残った食道に胃をつなぐときには、頸部（首）を切開するのが一般的です。

新しい通り道**胃管**

胃を持ち上げ、残った頸部食道とつなぎ合わせます。胃がんもあった場合などは、大腸を移植して再建することもあります。

再建した食道を通す経路は左記の3つ。胸骨と心臓の間を通す方法が一般的です。

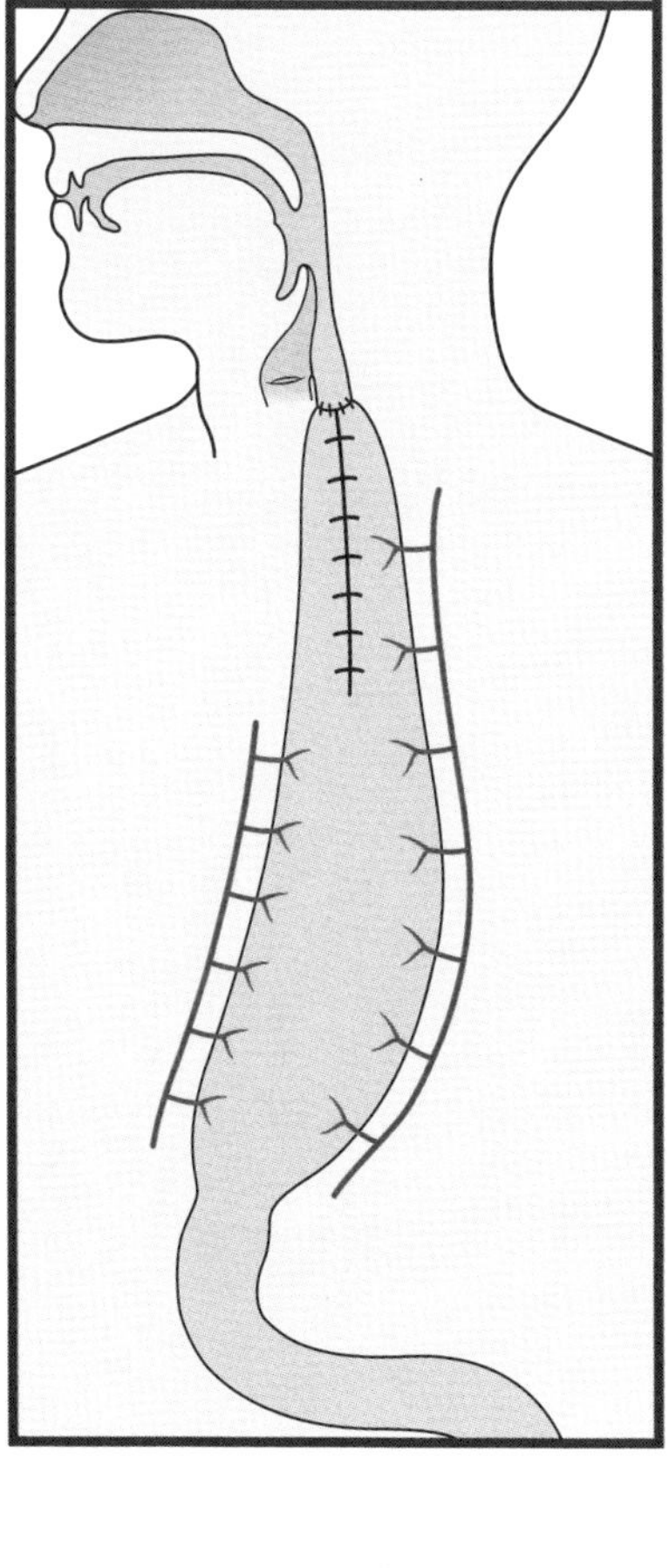

腹部食道の手術

食道と胃の一部を取り、胃や小腸で再建

腹部食道がんは、広がりぐあいによって切除範囲が異なります。通常の手術と同じことも、やや狭いこともあります。胃の上部にまで広がっている場合、食道だけでなく胃をすべて切除することもあります。

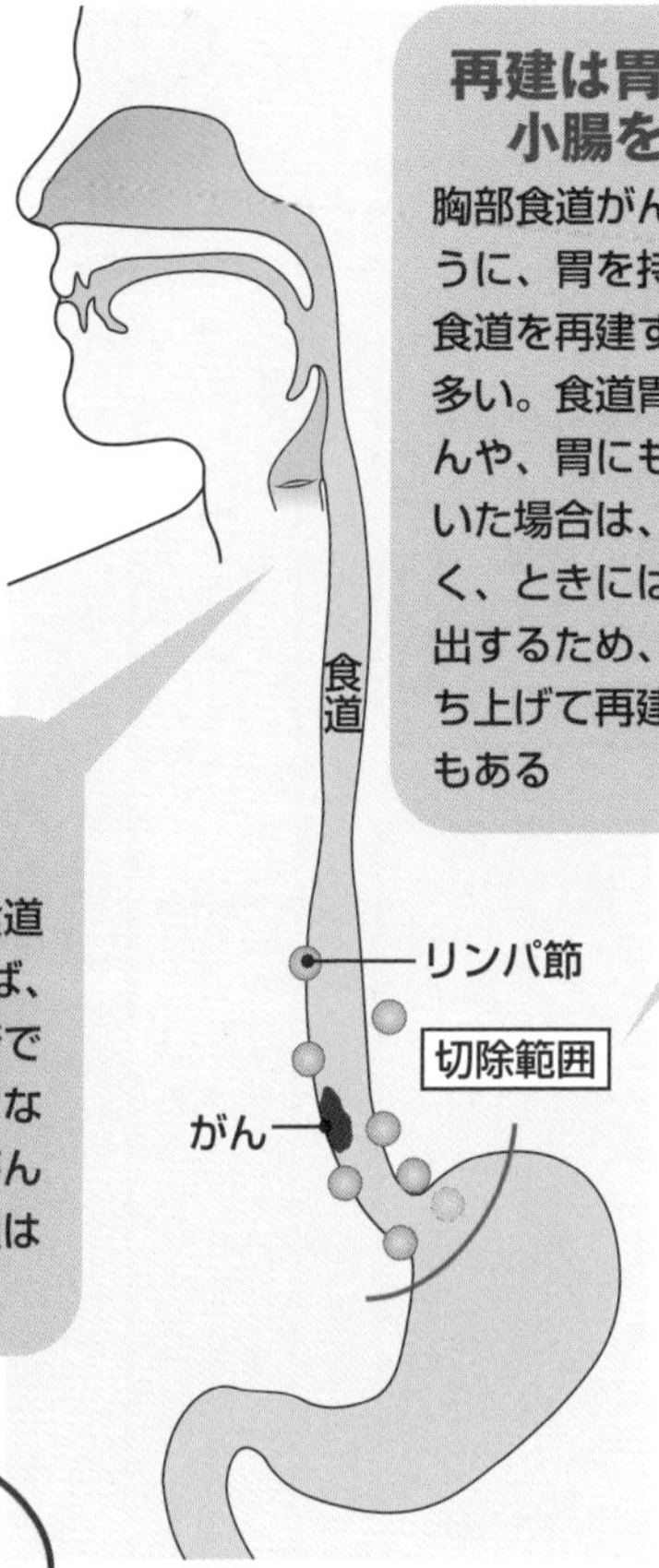

切除する範囲は人それぞれ

腹部食道と、必要に応じて胸部食道や胃の一部、あるいは全部を切除したうえ、腹部食道と胃の周囲のリンパ節をきれいに切除します。

再建は胃または小腸を使う

胸部食道がんと同じように、胃を持ち上げて食道を再建することが多い。食道胃接合部がんや、胃にも浸潤していた場合は、胃も大きく、ときにはすべて摘出するため、小腸を持ち上げて再建することもある

頸部（首）の切開は不要なことが多い

切除範囲が腹部食道と胸部食道の一部、胃の上部にとどまれば、腹部と胸部の切開のみで手術できる。頸部を切開することはないため、頸部や胸部の食道がんにくらべると、身体的な負担は少し軽くなる

胸部食道まで病変があるときは、胸部食道がんと同様の手術をおこなうことになる（→54ページ）

切除範囲はケース・バイ・ケース

腹部食道は胃との接合部に近く、ここにできるがんは「食道胃接合部がん」ともいわれます。近年、増加傾向にありますが、病巣が食道と胃にまたがって広がっている場合、食道がんとするか胃がんとして扱うかで、切除範囲が異なるという混乱もあります。

現段階では、食道胃接合部領域に発生した直径四cm以下のがんの多くは、胃の全摘、つまり胃をすべて切除する必要はないとされています。

一人ひとりの病状をみながら、切除範囲を慎重に決めていく必要があります。

手術の不安 Q&A

手術の方法はいろいろでも、
「食道やリンパ節を切除する」「食道を再建する」という点は共通しています。どんな影響があるのか、不安に思う声にお答えします。

Q リンパ節がなくなることで問題は起きない?

A 間接的な影響が出てくることもある

食道周囲のリンパ節を広く取り除いても、それ自体はとくに問題ありません。むくみなどが生じやすくなることもありません。

ただし、リンパ節の近くには声帯の動きをコントロールする反回神経があります。反回神経周囲のリンパ節を根こそぎ切除することが神経の働きに影響し、声のかすれや、飲み込みにくさが現れたりすることがあります（→62ページ）。

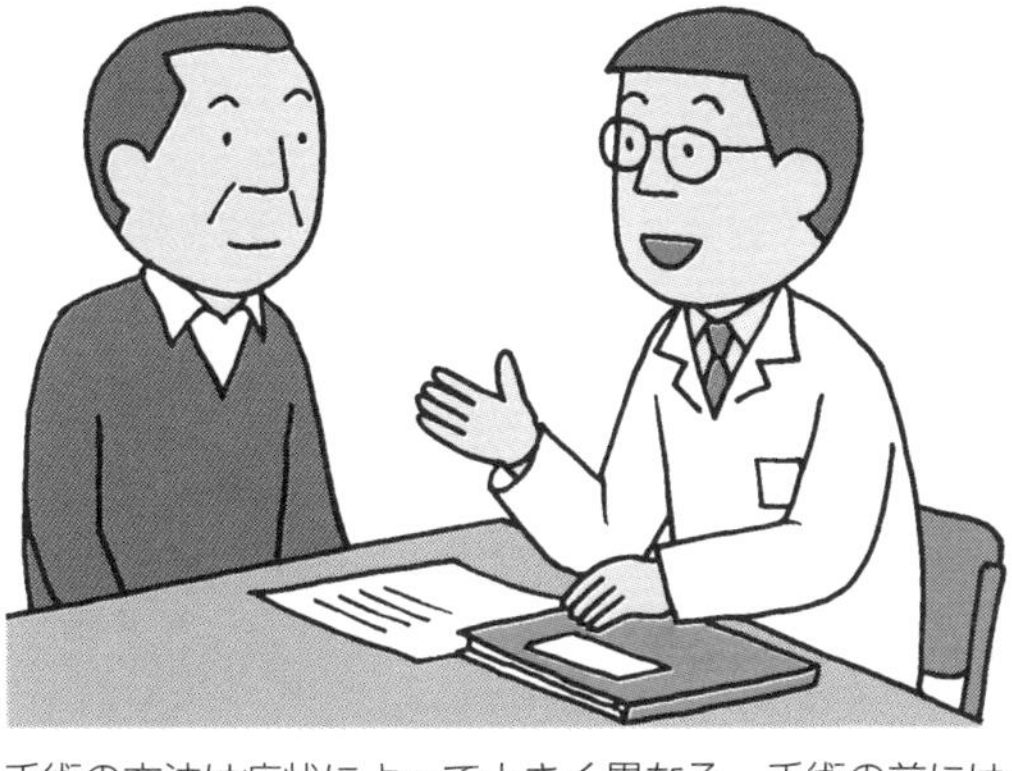

手術の方法は病状によって大きく異なる。手術の前には医師と十分に相談し、不安な点は率直に尋ねておこう

Q 再建した食道でも普通に食べられる?

A しばらくは食べ方などの工夫が必要

食道の再建方法のなかでももっとも多い胃管にした場合、胃の形や大きさが大きく変わります。そのため、治療前と同じようには食べられないことも少なくありません。

しかし、多くの場合、食べ方の工夫などで乗り切れます（→5章）。

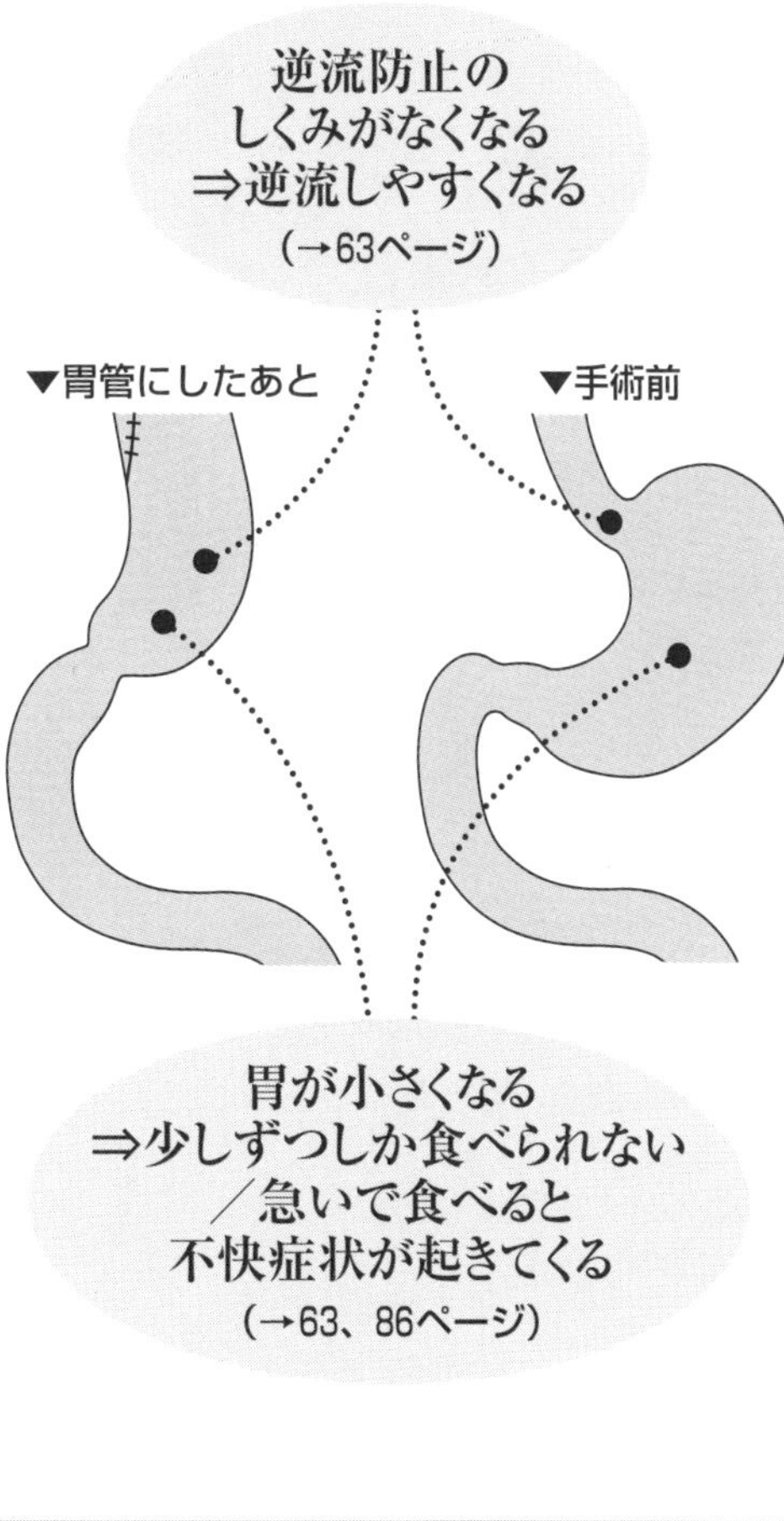

逆流防止のしくみがなくなる⇒逆流しやすくなる
（→63ページ）
▼胃管にしたあと
▼手術前
胃が小さくなる⇒少しずつしか食べられない／急いで食べると不快症状が起きてくる
（→63、86ページ）

術前・術後補助療法

別の治療効果を高める

ある程度進行している場合、手術だけではすべてのがんを取り切れないことがあります。そこで、治療効果を高めるために、手術の前や後に別の治療法を加えることがあります。

術前補助療法

手術前におこない、病巣を小さくする

抗がん剤を使った化学療法を加えるのが一般的ですが、化学療法と放射線療法を交互、あるいは同時に受ける化学放射線療法をおこなうこともあります。

▼治療例

【化学療法】 抗がん剤を数日間使用した後、３週間程度休んで１コースとする。これを２〜３コースくり返す（→70ページ）

【化学放射線療法】 化学療法をおこなうと同時に、毎日数分の放射線照射を続ける（→73ページ）

＋

手術

メインとなる治療法。病巣の完全な切除を目指す

Ⅱ期またはⅢ期

ある程度進んでいるが、手術は可能。病巣が小さくなっていれば、取り残しを防げる可能性が高まる

ⅣA期

気管、気管支あるいは大動脈など、食道周囲の臓器に浸潤しており、現時点では手術で切除できないが、病巣が小さくなれば手術が可能になる（→79ページ）

手術不能のがんが手術可能になる!?

通常、ⅣA期の食道がんは手術の対象になりません。しかし、患者さんに体力があれば、術前に抗がん剤を併用した放射線治療（化学放射線療法）をおこない、がんを小さくして取る方法も検討可能です。ただ、放射線治療後は正常な組織も変化しており、縫合不全が起こりやすいという問題もあるため、実施する医療機関は限られています。

進行がんなら補助療法を検討する

手術は可能でも、治療後に転移や再発が起きてくる可能性が高いと判断される場合、手術前、あるいは手術後に抗がん剤や放射線による治療を加えることがあります。これを補助療法といい、ある程度進行した食道がんなら検討すべき方法です。

いつ、どんな治療を加えるかは人それぞれ

Ⅱ期、Ⅲ期の胸部食道がんは、術前補助療法のほうが術後補助療法より治療効果が高いとされています。ただし、術前治療の効果が低ければ、その間にがんの浸潤や転移が進んでしまうおそれもあります。より早く切除したほうがよいと考えられる場合は、術後補助療法が選択されることもあります。

現時点では手術できないほど進行した食道がんでも、術前に治療を加えてがんを小さくすれば切除できる可能性が高い場合に、術前補助療法として化学放射線療法を実施することもあります。高度の進行がんですので、必ずしも根治が目指せるとはかぎりません。けれど、病巣がいちじるしく小さくなっている例もあり、可能性があれば試みる価値はあります。

術前補助療法後に手術をして、がんを完全に取り切れれば、通常はそこで治療終了。術後補助療法はおこなわない

手術後は
1週間程度休んで
体を回復させる。
病期などによって
休養期間は
多少異なる

術後補助療法

手術で取り残した可能性があるがん細胞を叩く

先に手術をした場合、その後の病理検査でリンパ節への転移が認められたときには、術前補助療法と同様の治療を実施することがあります。

また、術前補助療法＋手術のあと、完全にがんが消えていないと考えられる場合には、免疫チェックポイント阻害薬（→74ページ）を使用した治療の追加を検討します。

高度進行がんに対する術前の化学放射線療法は、「手術できるようにすること」を目指しておこなわれるもの。化学放射線治療後にがんが残っている場合などにおこなう救済的な追加手術をサルベージ手術というが、目的は異なる（→79ページ）

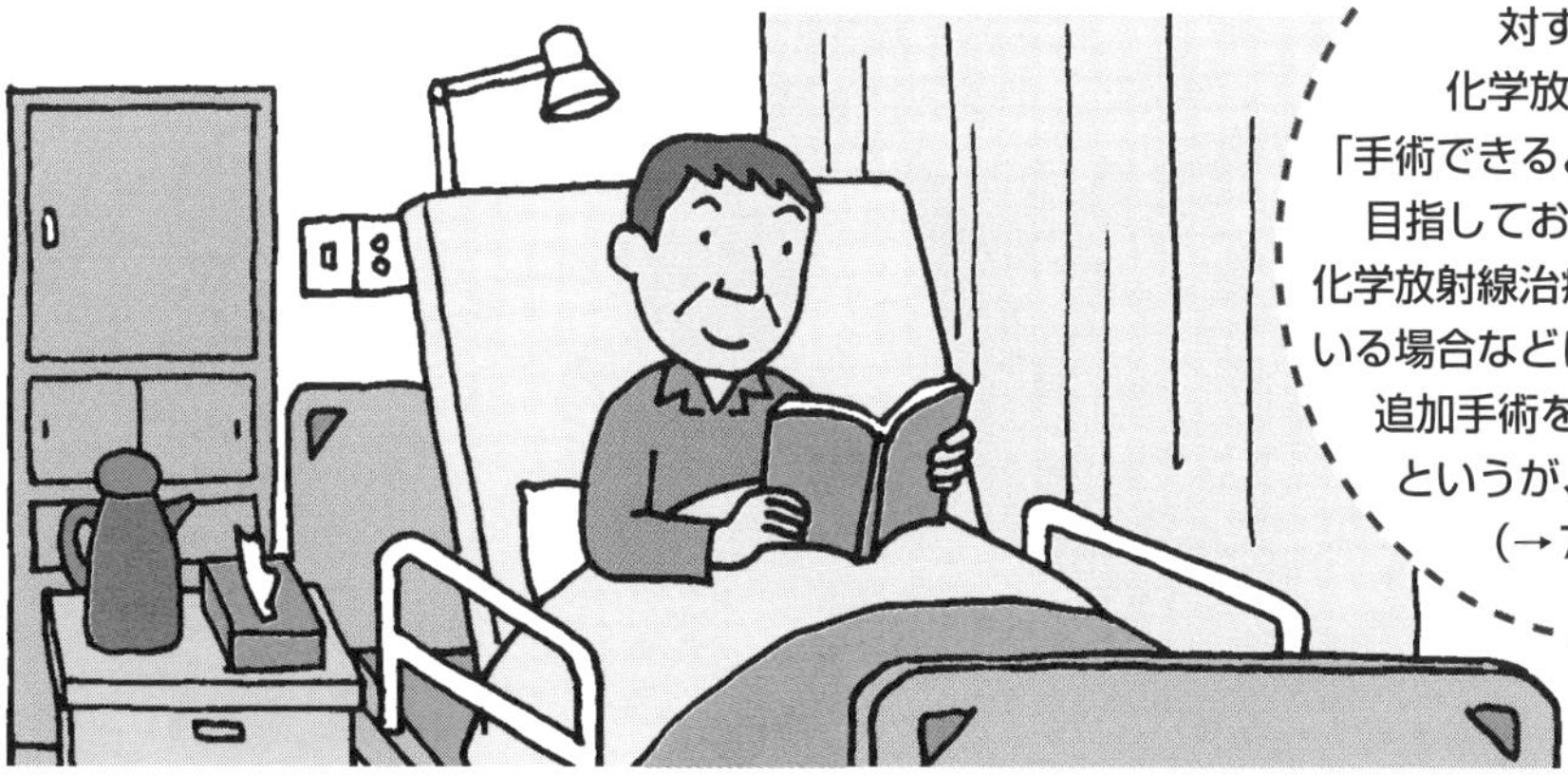

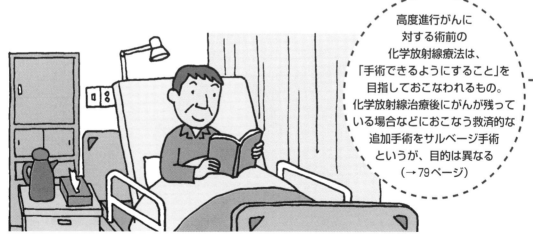

術前でも術後でも、補助療法を受ける間は入院する

口から食べられるようになれば退院は近い

食道がんの手術を受けたあとは、身体的に大きく消耗します。早期の体力回復と合併症予防のために、術後は徹底した体調管理が重要です。

入院スケジュールの目安

鏡視下手術でも２～３週間程度、開胸・開腹手術なら１ヵ月以上の入院が必要になるのが一般的です。術前または術後に補助療法を加える場合は、さらに長くなります。

入院
外来通院で術前の検査が済んでいれば手術の４～５日前、入院後にまとめて検査を受ける場合には７～８日前

術前補助療法を加えることがある（→58ページ）

手術

直後は集中治療室（ICU）
全身状態が回復するまで徹底した管理のもとで安静に過ごす。期間は１週間程度。ただし、手術の方法や医療機関によって異なる

自分でできる早期回復のための心がけ

術後は身体的につらい状態が続きますが、いずれやわらいでいきます。前向きな気持ちで、回復に努めましょう。

禁煙
手術前の禁煙期間が長いほど、呼吸器の合併症は起きにくくなる。食道がんとわかった時点でたばこはやめる

深呼吸の練習
手術前から練習しておくとよい

早期離床
術後、可能なら翌日からベッドを降りて歩く練習を始める。早期離床は、合併症予防に有効

口腔ケア
口の中を清潔に保つことは、肺炎防止にも有効

「寝てばかり」がよいわけではない

手術のための入院がどれくらいの期間になるかは、手術の方法や術前・術後補助療法の有無のほか、術後の経過によっても大きく変わります。いずれにしろ、術後に生じやすい身体的なトラブルが落ち着き、日常生活に戻れるくらいまで体力が回復すれば、退院できます。

入院中は、十分に体を休めることが大切ですが、ずっと寝たままの状態でいたほうがよいというわけでもありません。無理のない範囲で、歩いたり深呼吸の練習をしたりすることも回復を促すポイントです。

体調管理しながらリハビリを進める

集中治療室にいる間はもちろん、一般病棟に戻ってからも、突発的な異変や術後に起こりやすい合併症には十分な注意が必要です。

日常生活に戻れるようにリハビリを進めることも大切です。ふつうの食事がとれる、痰を自力で出せるようにすることなどを目指します。

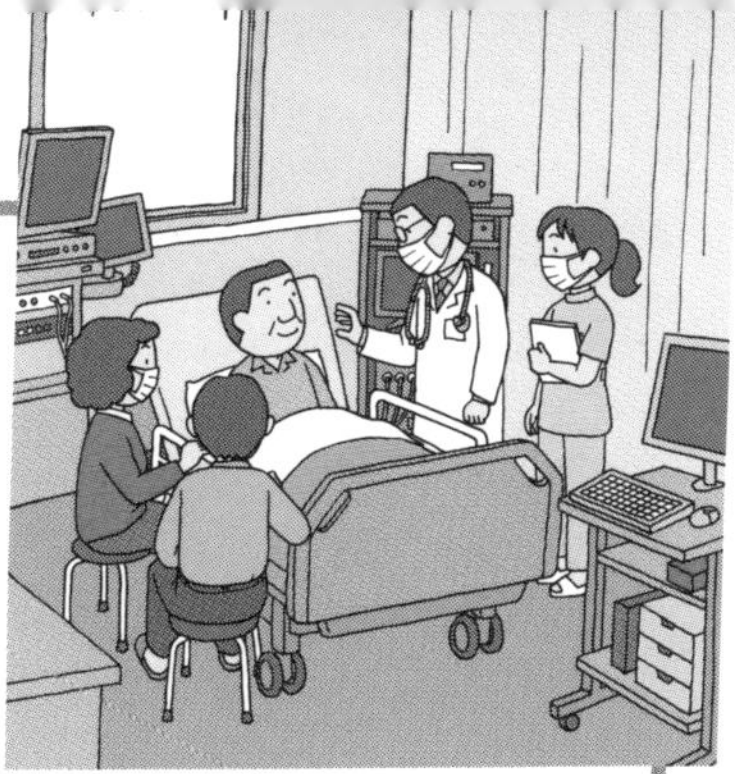

術後、不安なことがあったり苦痛が強かったりするときは、医師や医療スタッフに率直に相談を

痛みの管理
強い痛みは、呼吸や歩行など日常動作の練習を妨げてしまう。痛みの程度に合わせて鎮痛薬の種類や量を調整し、苦痛のない状態にしていく

呼吸訓練
人工呼吸器を外したら、深く呼吸したり痰を出したりする練習をする（→82ページ）

呼吸の管理
通常、手術後は人工呼吸器を外すが、切除範囲が広い、合併症が生じたなど呼吸が不安定な場合は使用する

口から食べる訓練
術後1週間程度から始めることが多い（嚥下《えんげ》リハビリ→83ページ）

栄養の管理
栄養不足は回復を遅らせる。血糖値をみながら栄養管理。口から食事ができない間は、太い静脈にチューブ（カテーテル）を入れて留置したり（静脈栄養）、胃あるいは空腸（小腸の一部）にチューブを挿入し栄養剤を入れる

一般病棟に移る
体の状態が安定してきたら一般病棟へ移って体調管理。リハビリも開始する。開胸手術の場合は通常3週間程度

術後補助療法を加えることがある（→59ページ）

退院
体調が安定し、口からある程度食事がとれるくらいまで回復すれば退院できる

手術の合併症・後遺症

肺炎や声のかすれなどが起きやすい

治療のためとはいえ、手術を受けることで体は大きく傷つきます。さまざまな合併症が生じたり、手術の影響で後遺症が現れたりすることもあります。

手術直後に起きやすい合併症

手術に伴って起きてくるさまざまな症状やトラブルを合併症といいます。合併症が生じたときには、入院が長くなったり、再度手術したりすることもあります。

肺炎、無気肺など（呼吸器合併症）

気管の血流の低下、声帯の動きの悪化などから、痰をうまく出せなくなったり、呼吸機能が低下したりしやすい。その結果、肺炎や、肺に空気が入らない無気肺、酸素の取り込みが悪くなる低酸素血症などが起きることがある。治療を受けるとともに、呼吸訓練も続ける（→82ページ）

声がかすれる、飲み込めない（反回神経マヒ）

反回神経が傷つくと、声がかすれたり、痰の排出や嚥下（飲食物の飲み込み）がうまくできなくなったりする。発声や嚥下の練習で、回復していくことも多い（→82ページ）

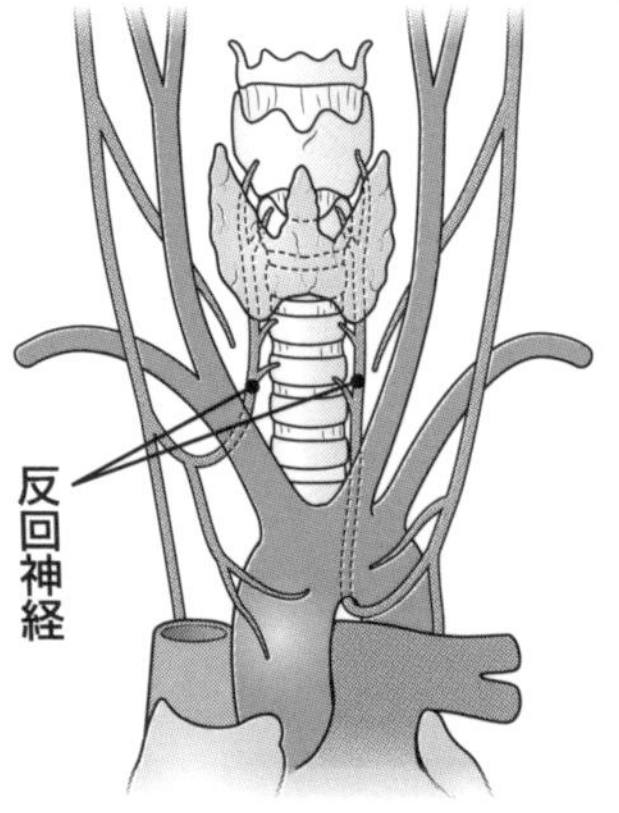

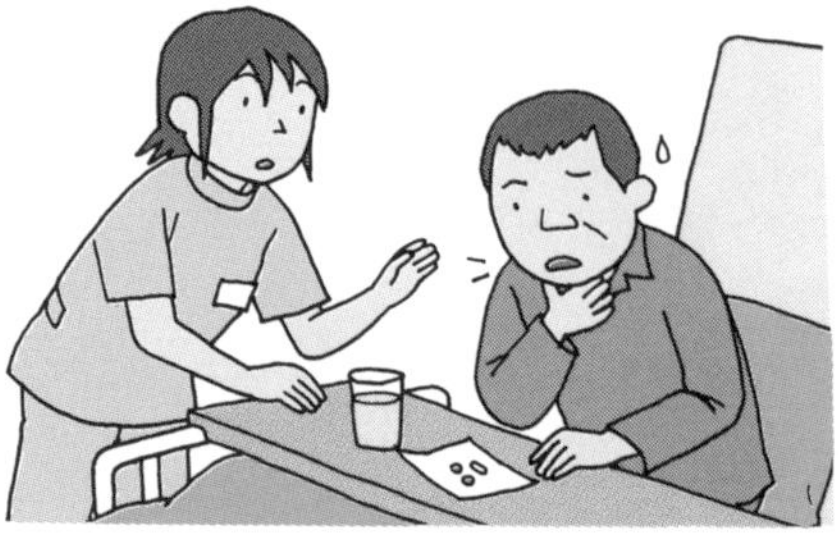

神経自体は傷つけられていなくても、一時的に声のかすれなどが現れることは少なくない

組織がうまくくっつかない（縫合不全）

食道と胃、移植した小腸などとの縫合部分の血流が悪化したり、強い圧力がかかったりすると、消化液がもれ出し膿がたまって腫れてくる。たまった膿は管を入れて排出させる

その他

手術の傷が膿んだり、腸の動きが悪くなって詰まってしまうことがある（腸閉塞→94ページ）

合併症も早めに適切な対処を

食道がんの手術は、身体的負担が大きく、消化器がんのなかでも、合併症が起きる確率がかなり高いのが現状です。鏡視下手術やロボット手術なら起こらないというわけではありません。

病状や患者さんの年齢、全身状態などによって起きやすさは違います。術前の禁煙、呼吸訓練など、患者さん自身の取り組みは大切ですが、それだけですべての合併症が防げるわけでもありません。トラブルが生じたら、早めに、適切に対処していきます。

治療後に現れやすい後遺症は、対処のコツを知り、実践することが大切です（→5章）。

治療後に現れやすい後遺症

合併症を乗り切ることができても、手術の影響でさまざまなトラブルが生じやすくなることもあります。適切な治療、改善のための訓練、生活の工夫などで対処していきます。

誤嚥性肺炎

飲食物や、逆流した胃の内容物が気管に入り込むことを誤嚥という。誤嚥が引き金になって肺で細菌が繁殖すると肺炎が起きる。術後は嚥下障害や逆流が起きやすいことから、誤嚥性肺炎も生じやすくなる。予防には嚥下の訓練や食べ方の工夫が必要（→5章）

逆流性食道炎

胃の入り口で「門」の役割を果たしているところがなくなり、胃の内容物が逆流しやすくなる。胃液により残った食道に炎症が起きた場合は、胃酸の分泌を抑える薬などで対処する（→98ページ）

ダンピング症候群

胃管にすると、胃の大きさや形状が変わり、胃から腸への飲食物の流れ方も変化する。胃にとどまる時間が短くなり、急速に腸に流れ込むために血糖値が急変動し、冷や汗や動悸、めまいなどのさまざまな不快症状が現れる。食べ方に注意しよう（→86ページ）

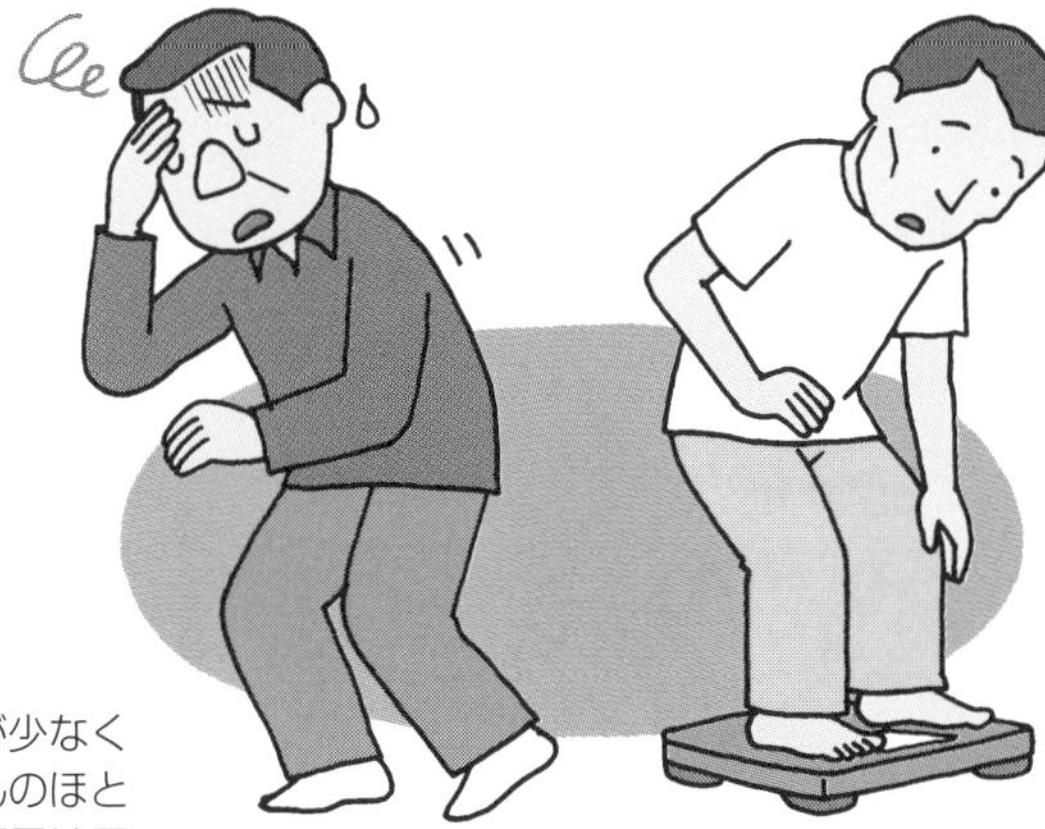

手術前より食べられる量が少なくなることが多く、患者さんのほとんどは体重が減る。栄養不足は回復を遅らせてしまう。食事内容の見直しも必要（→88ページ）

吻合《ふんごう》部狭窄

つないだ部分の傷が治る過程で盛り上がってくると、食道の内腔が狭くなり、飲み込みにくくなる。内腔を広げる専用の器具を用いるか、内視鏡を使って狭窄部分にバルーン（風船）を入れて膨らませ、狭くなった部分を押し広げる処置がとられる

対症療法

がんがあっても食事をとれるようにする

食道がんそのものの治療がむずかしい場合には、がんがもたらす症状への対処に的を絞った対症療法をおこなうことがあります。ステント留置術もそのひとつです。

よりよい生活を送るための治療法

食道がんが進行すると、自分の口から食事をとるのがむずかしくなることがあります。栄養補給だけを目的にするなら、胃に孔を開けて食べものを直接送る胃ろうや、静脈から栄養剤を入れる静脈栄養などの手段があります。しかし、食べることは生活のなかの大きな楽しみです。口から食べることを望む場合には、ステント留置術を検討します。

うまく治療できれば自分で食べられるようになり生活の質（ＱＯＬ）の向上につながります。ただし、合併症が起こることも多く、簡単にはいかないのも実状です。

がんの治療がむずかしいとき

患者さんの状態によっては、根治を目指す治療が、かえって状態を悪化させてしまうこともあります。

そのようなときは、「苦しい」「食べられない」などといったつらさを減らすことで、生活の質を保てるように対処していきます。

手術も、ほかの治療法もおこなえない
がんが高度に進行している、遠隔転移もある、患者さんの全身状態が悪いなどというときは、根治を目指す治療はおこなえない

病巣が大きくなる
大きくなったがんによって食道の狭窄が生じたり、気管と食道の間に孔が開いてつながってしまったりすることがある

ステント留置術

がんが全身に広がる
離れた臓器や骨などにも転移が生じるおそれがある

症状の緩和を目的にした**放射線療法**

痛みのコントロールをはじめとする**緩和医療**

がんでふさがった食道のかわりに別の通り道をつくる「食道バイパス手術」という方法もあるが、対症療法というには体への負担が大きすぎることから、現在はほとんどおこなわれていない

狭窄や孔に対処するステント留置術

ステントというのは医療用の管で、いくつかのタイプがあります。内視鏡を用いて、狭窄や孔がある部分にステントを送り、その部位に固定するのがステント留置術です。

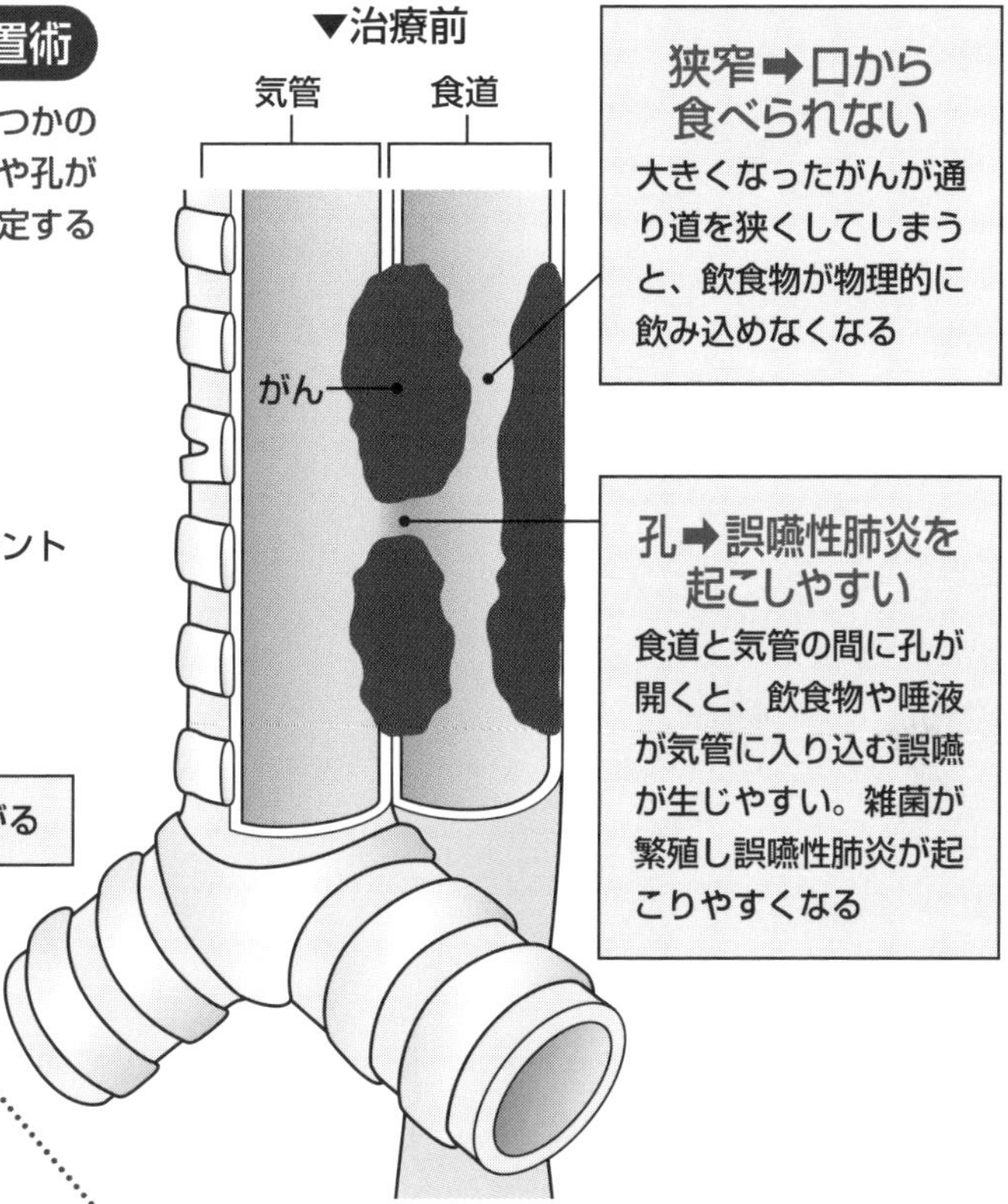

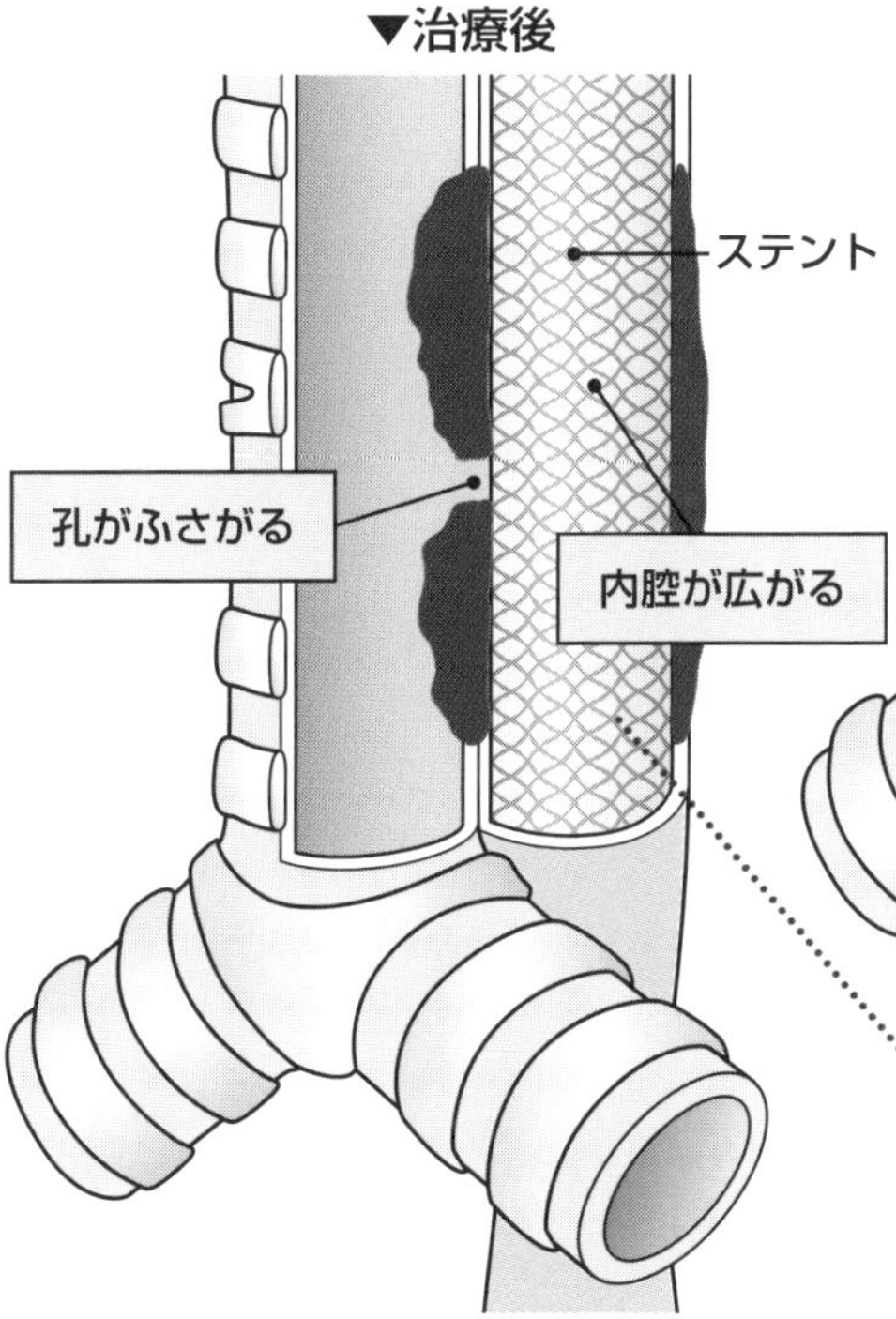

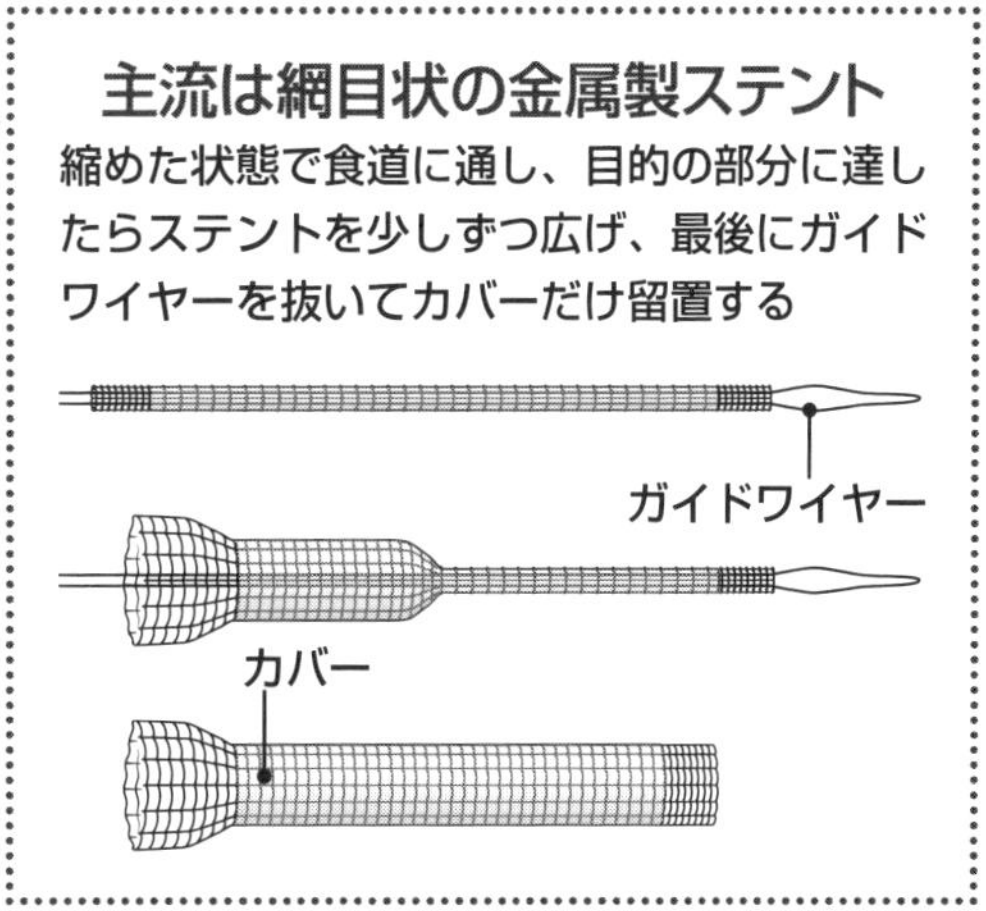

大きくなったがんが通り道を狭くしてしまうと、飲食物が物理的に飲み込めなくなる

食道と気管の間に孔が開くと、飲食物や唾液が気管に入り込む誤嚥が生じやすい。雑菌が繁殖し誤嚥性肺炎が起こりやすくなる

孔がふさがる
内腔が広がる

主流は網目状の金属製ステント
縮めた状態で食道に通し、目的の部分に達したらステントを少しずつ広げ、最後にガイドワイヤーを抜いてカバーだけ留置する
ガイドワイヤー

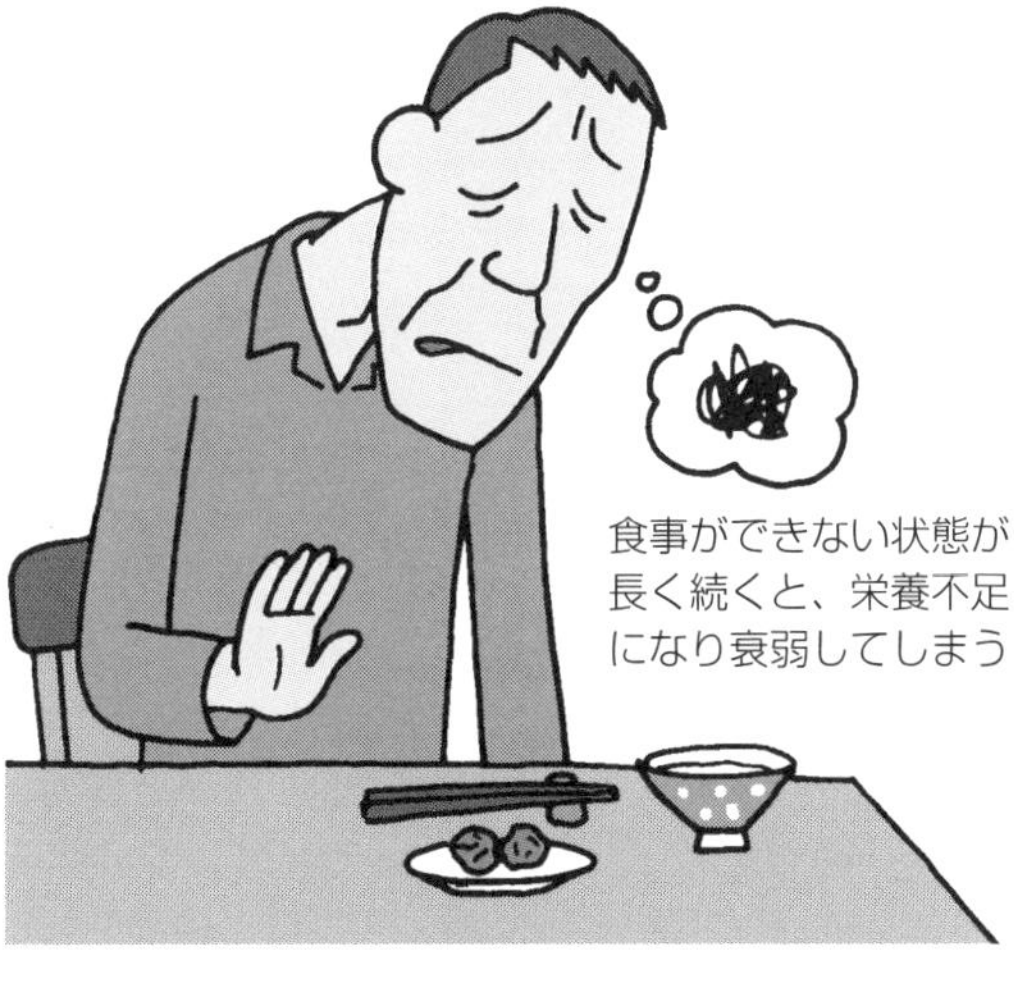
食事ができない状態が長く続くと、栄養不足になり衰弱してしまう

COLUMN

減ってる？ 増えてる？ 食道がんにかかる人

食道がんの発生率は高くはない

食道がんにかかったという著名人の話をよく見聞きするように感じている人もいるでしょう。食道がんは、よくみられる病気なのでしょうか？

一年間に新たに食道がんと診断された人の数（罹患数）は、二〇一九年には男女あわせて二万六〇〇〇人を超えますが、がん全体では一〇〇万人近くにものぼります。食道がんの発生率自体は決して高いものではありません。

高齢者が増えているので患者数も増加している

しかし、がん全体にいえることですが、食道がんは年齢が高くなればなるほど発生しやすくなります。発生率は低くても、日本では高齢者人口が増えていることから患者数は増加の一途をたどり、この三〇年間に倍増しています。

一方で、近年、食道がんの死亡数は減少傾向にあります。たとえがんになったとしても早くみつけること、確実に治していくことで、健康長寿は可能なのです。

▼食道がんの罹患数と死亡数

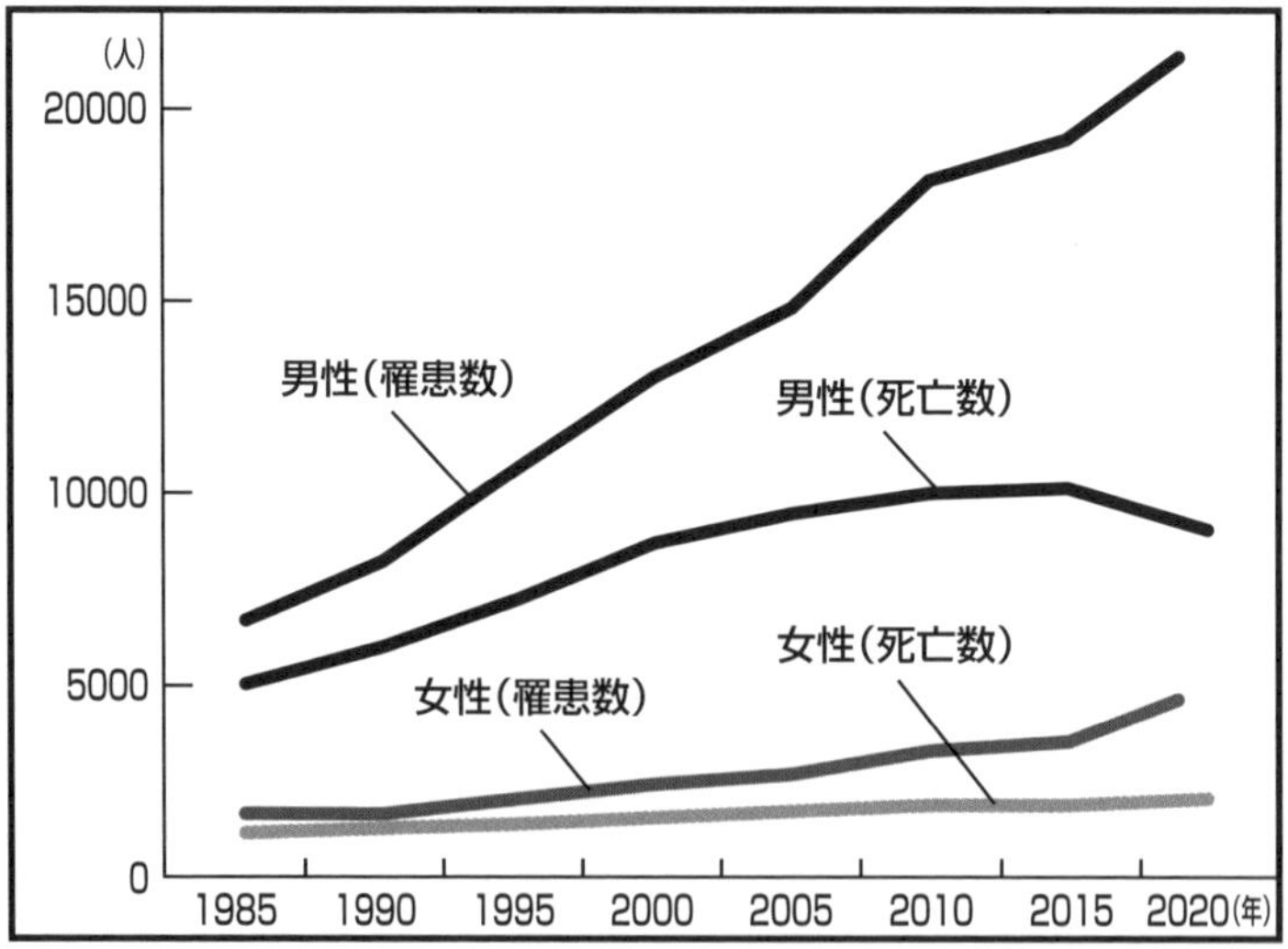

（がん研究振興財団「がんの統計2023」による。罹患数は2019年のデータ）

4

抗がん剤と放射線で治すとき

病期や全身の状態、患者さんの希望などによっては、
放射線療法や抗がん剤を使った化学療法など、
手術とは別の方法で治療していくこともあります。
とくに化学療法と放射線療法を同時に進める化学放射線療法は、
手術にかわる有力な選択肢となっています。

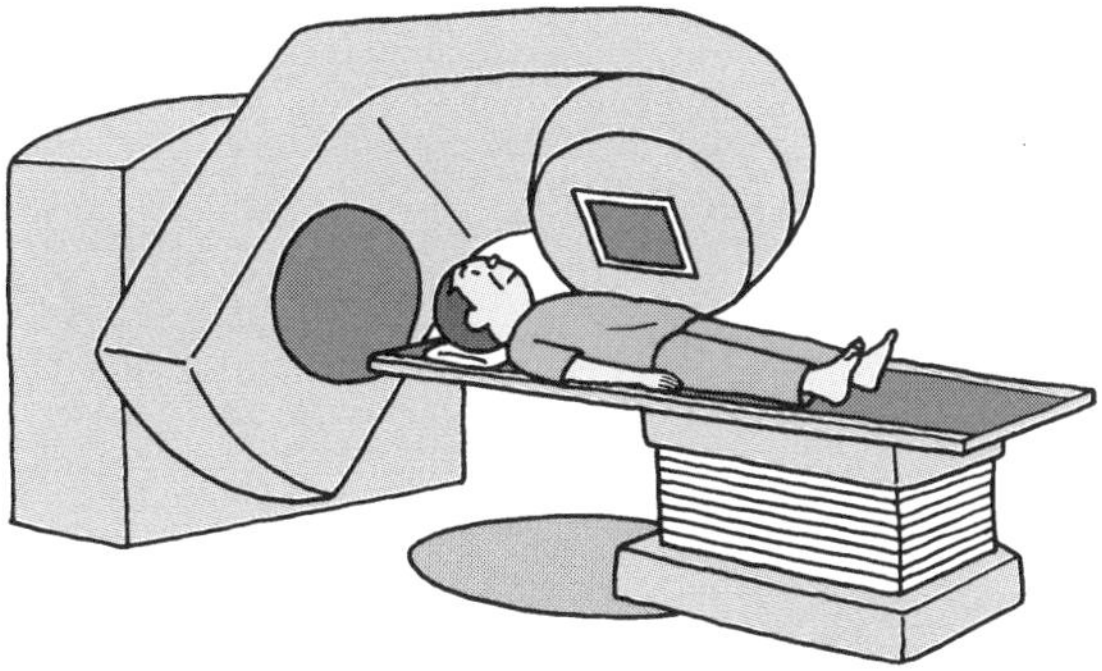

化学放射線療法

抗がん剤と放射線を組み合わせて治療する

手術に適さないと判断されたり、患者さん本人が手術を望まなかったりした場合に選択されることが多いのが、化学放射線療法です。根治を望めることもあります。

組み合わせて効果を高める

放射線や抗がん剤には、がん細胞を死滅させる働きがあります。それぞれ作用のしかたは異なりますが、両者を組み合わせることで、さらに効果が高まると期待されています。

病巣に的を絞る局所療法
放射線療法

放射線とは、強いエネルギーをもち、物質の中を通り抜けていく電磁波や粒子線のこと。放射線が当たると、分裂中の細胞はダメージを受ける。がん細胞は正常な細胞にくらべ分裂のスピードが速いので、より大きなダメージを与えられる

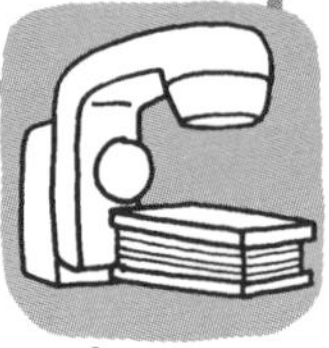

病巣を縮小・消滅させる効果が高まる

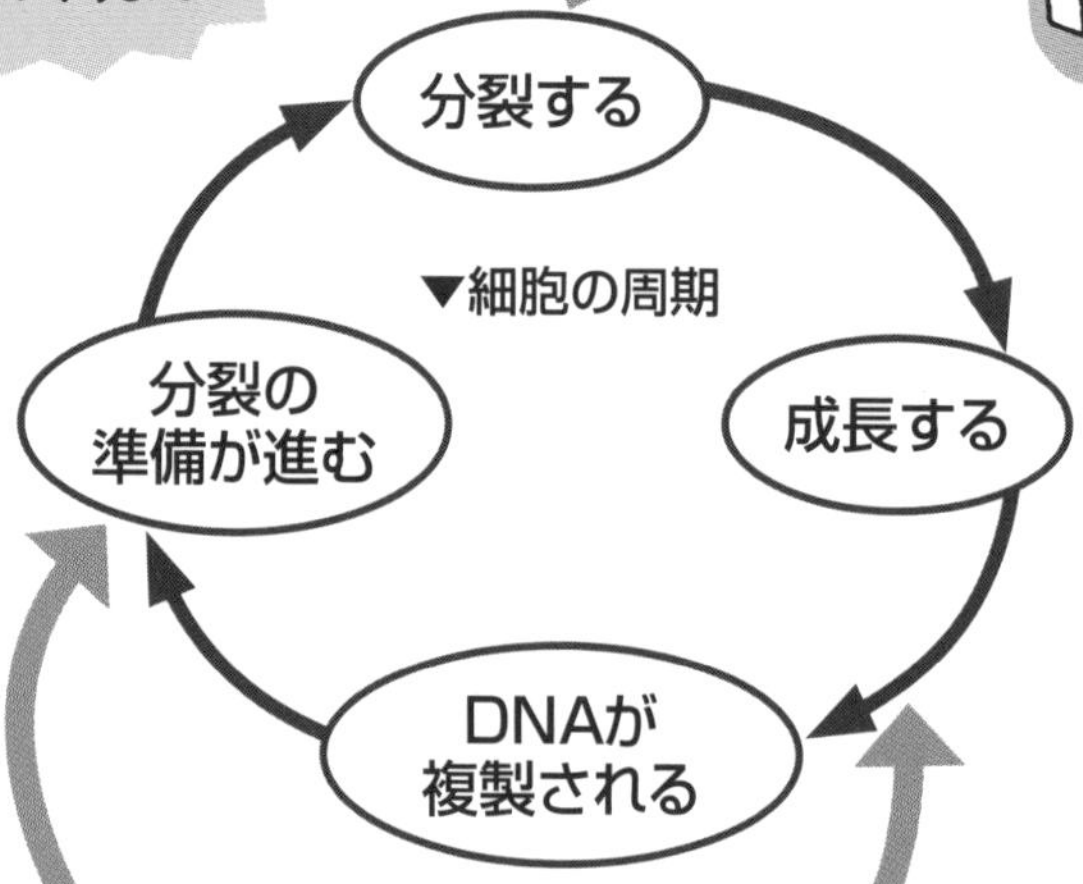

全身に作用する全身療法
化学療法

抗がん剤の多くは、細胞が分裂・増殖するのに必要な酵素の働きを阻害することで、がん細胞の死滅をはかる。具体的な作用のしかたは薬の種類によって違う。より効果を高めるために、複数の薬を組み合わせて使うのが一般的

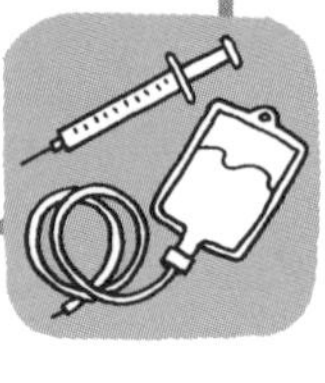

正常な細胞にも影響を与えるため、副作用が出やすい
(→76ページ)

化学放射線療法を選ぶ理由

下記のような場合、多くは化学放射線療法をメインの治療法として選択します。

切除せずに根治させたい

「声帯や気管まで切除するのは、どうしても避けたい」などという希望が強い場合、病期がⅠ期までであれば、化学放射線療法だけでも手術療法に匹敵する生存率が見込める
(→37ページ)

手術に耐えられる体力がない

病巣は限られた範囲にとどまっていても、全身の状態から手術は負担が大きすぎると判断された場合、根治を目指して化学放射線療法を選択することが多い

手術で取り切れないほど進行している

がんが深く、広く進行していて、現段階では手術は無理と判断された場合でも、化学放射線療法を受けることでがんが縮小し、手術が可能になることもある
(→79ページ)

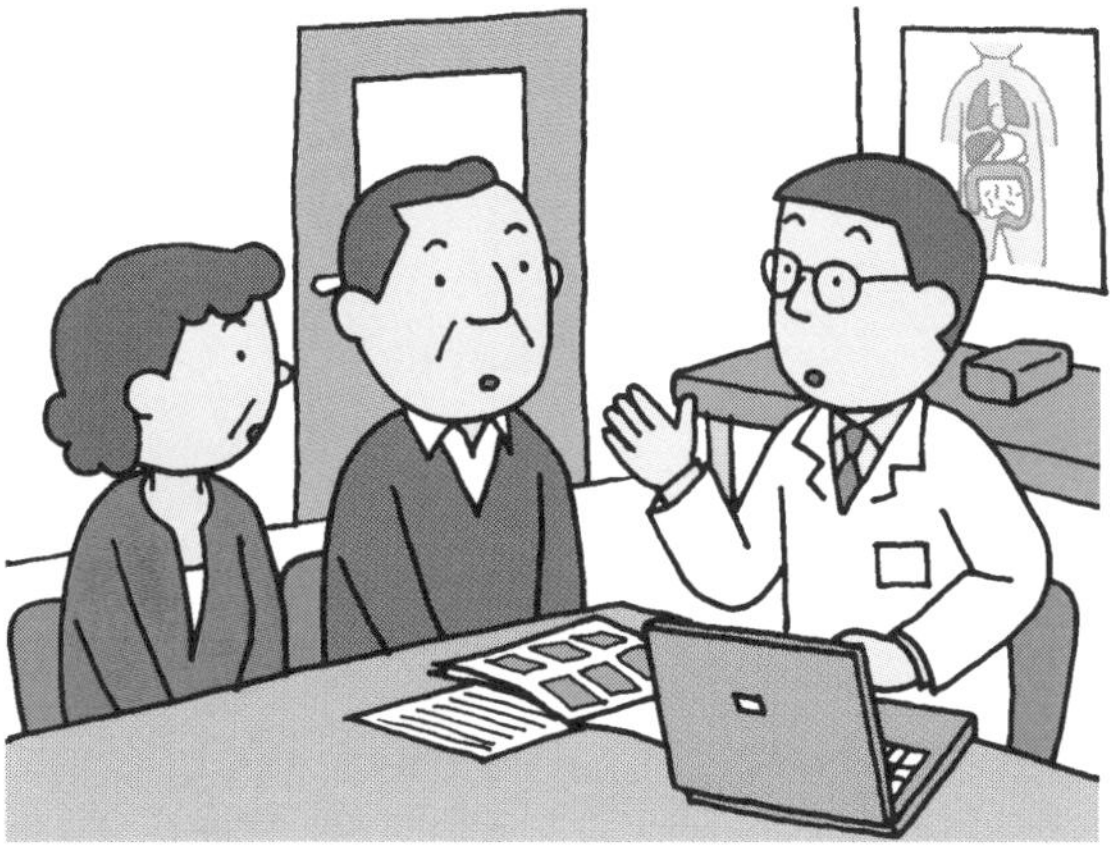

治療の進め方は人によって大きく違う。医師や家族とよく相談し、自分に適した方法を選択しよう

手術を受けない場合の標準的な治療法

手術療法と並ぶがん治療の大きな柱となるのが、抗がん剤を使う化学療法と、放射線療法です。食道がんの場合、化学療法または放射線療法を単独でおこなうより、二つを同時に受けるほうが効果的。両者を組み合わせる方法を化学放射線療法といいます。

化学療法や放射線療法は、根治が望めないほど進行している場合に、次善の策としてとられる治療法というイメージがあるかもしれません。しかし、この二つを組み合わせた化学放射線療法は、病期によっては手術に匹敵する効果も期待できます。手術を受けない、受けられない場合に選択されることが多い治療法です。

また、手術療法と組み合わせることで、治療効果を上げようという試みも進んでいます。

化学療法

全身に散らばったがん細胞を攻撃する

化学療法は、抗がん剤を投与して全身に散らばったがん細胞を攻撃する治療法。食道がんの場合、これだけで根治させることはむずかしく、多くは放射線や手術と組み合わせます。

「投与→休止」で1コース

抗がん剤は、投与後の数週間でじわじわ効果を発揮します。そこで、投与のあとの休止期間も含めて1コースととらえます（→73ページ）。

1週目に1日のみ、あるいは4〜5日間の連続投与

多くは抗がん剤を点滴液に混ぜ、ゆっくり時間をかけて静脈から入れていく

3週間程度休む

副作用も治療開始数日後から出始める

これで1コース。通常は同じ薬を使って2〜3コース続けるが、効果と副作用の出方をみて薬を変更することもある

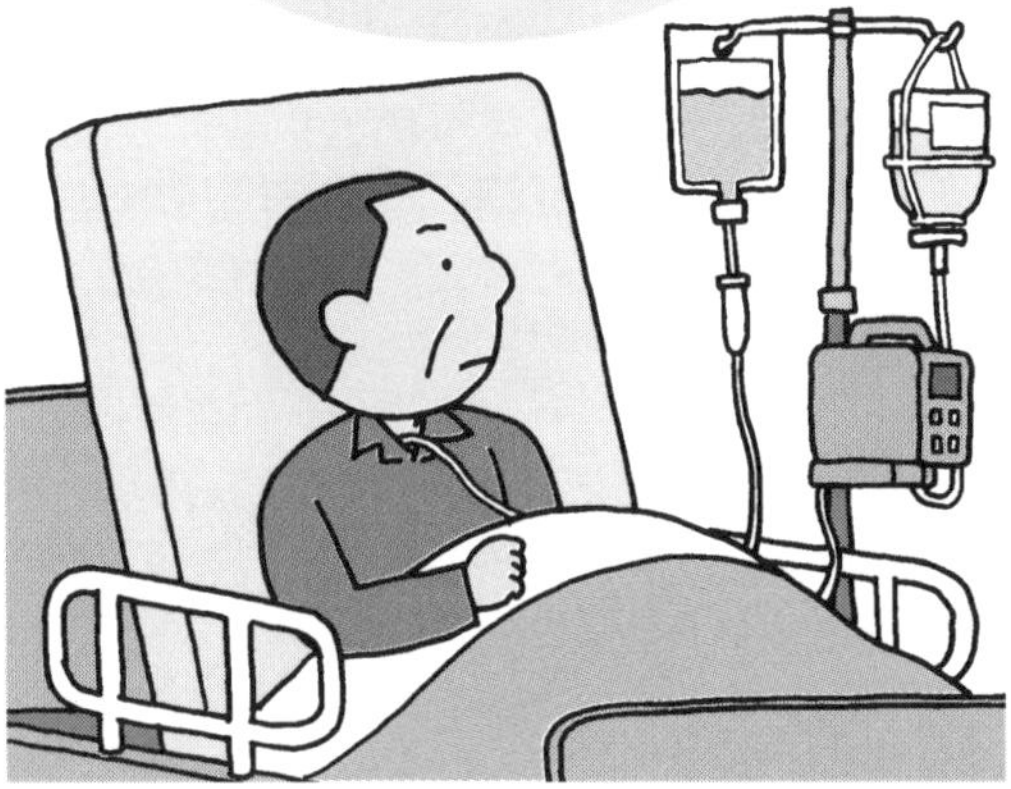

副作用への対処なども必要になるため、一般的には入院が必要

可能なかぎりほかの治療法と組み合わせる

食道がんの化学療法は、主に食道以外の臓器にも転移していたり、転移している可能性が高かったりするときにおこなわれます。

多くの場合、放射線療法や手術療法と組み合わせますが、転移巣が多く、放射線療法や手術療法がむずかしい場合には、単独で実施することもあります。

抗がん剤は血流に乗って全身をめぐります。目には見えなくても、全身に散らばっているかもしれないがん細胞を死滅させる効果が期待できる反面、全身の健康な細胞をも攻撃し、副作用が出やすいという欠点もあります。

主な組み合わせと使い方

術前補助療法として抗がん剤を使う場合は、シスプラチンとフルオロウラシルに、ドセタキセルを加えた３剤併用療法がおこなわれるようになっています。

ただし、使用する抗がん剤の数が増えれば、それだけ副作用が強く現れるおそれもあります。患者さんの状態によってはドセタキセルを省いたり、ほかの薬を用いたりすることもあります。

抗がん剤の多くに共通する一般的な副作用については76ページ参照

カッコ内は薬の商品名

シスプラチン（ランダ®など）

●コース初日に点滴静注
●腎機能の低下や白血球の減少などの重大な副作用が起きたり、聴覚が障害されたりすることがある

トイレが近くなる!
腎臓障害を防ぐために大量の点滴と利尿薬を使用するので、尿意が起こりやすい。不快だが副作用が抑えられている証拠ととらえよう

ネダプラチン（アクプラ®）

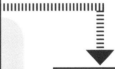

●腎機能が低下している場合などは、シスプラチンにかえて使うことがある

＋

フルオロウラシル（5-FU）

●コース初日から４～５日間連続して点滴静注
●激しい下痢、それに伴う脱水症状に注意

テガフール・ギメラシル・オテラシルカリウム（TS-1®）

●経口薬なので点滴が不要。場合によっては通院治療が可能なことも
●フルオロウラシルと同様の作用をもち、副作用が軽め。食道がんには保険適応外の薬だが、医師の判断でフルオロウラシルにかえて使われることがある

＋

ドセタキセル（タキソテール®）

●コース初日に点滴静注
●むくみや爪の変化（変色する、はがれるなど）、手足のしびれなどが起こることがある

パクリタキセル（タキソール®）

●ドセタキセルと同系統の薬。かわりに使うことがある

毎日少しずつ放射線をがんに当てる

食道がん治療の大きな柱のひとつとなるのが放射線療法です。根治を目指す場合は抗がん剤と組み合わせるのが一般的。症状緩和のために単独で用いられることもあります。

照射範囲は病巣とその周囲

まず、CTなどによる画像検査で照射範囲を定め、毎日少しずつ放射線を当てていきます。放射線治療では、主に電磁波の一種であるエックス線が使われます。

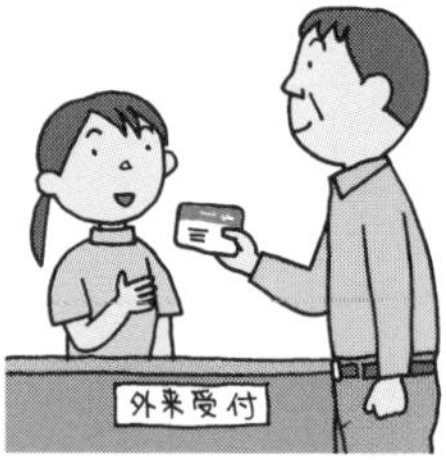

抗がん剤も併用する場合は入院が必要だが、放射線療法だけなら通院で受けることも可能

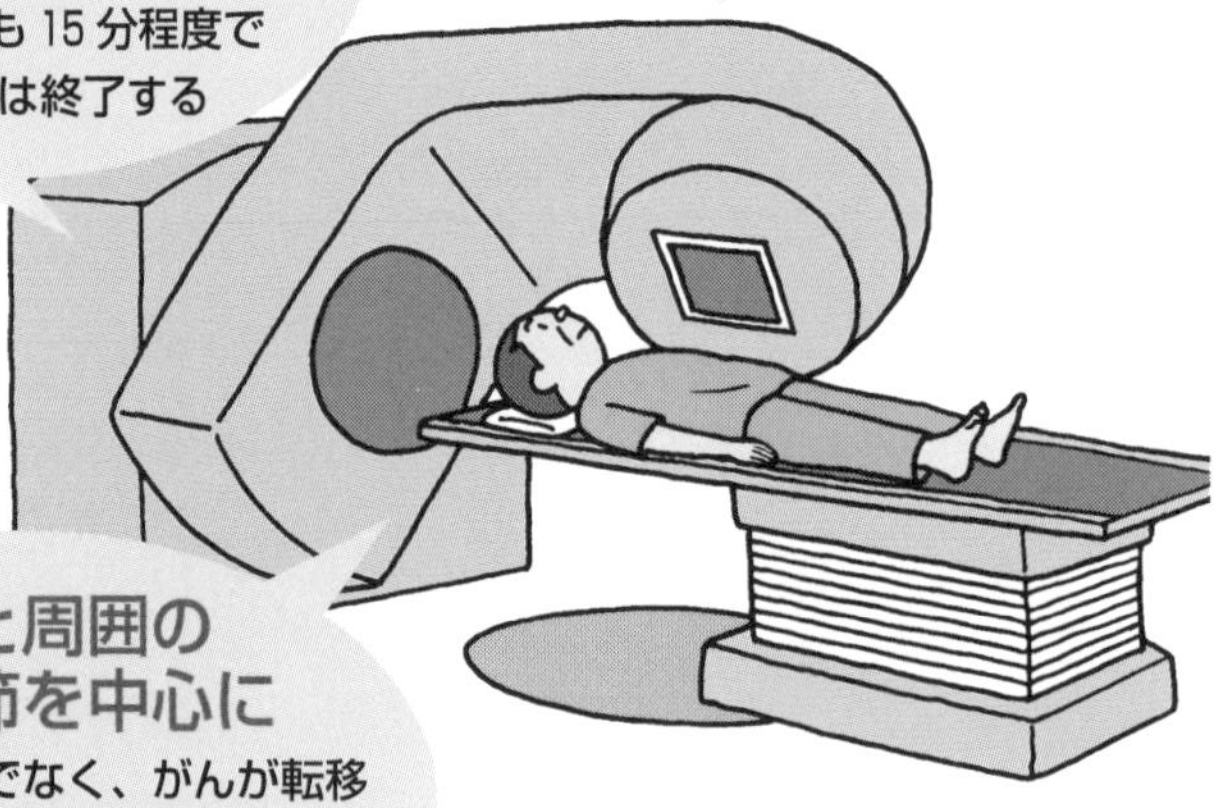
体の外から放射線を当てる
放射線を照射する機器が体のまわりを回転して、体の外から内部へと照射する
1回の照射は数分間
1回の照射時間は1～5分。着替えなどを含めても15分程度で1回の治療は終了する
がんと周囲のリンパ節を中心に
がんの病巣だけでなく、がんが転移している可能性のある周囲のリンパ節にも放射線を照射し、がんの残存を防ぐ

抗がん剤と組み合わせて実施されることが多い

がんの大きさが照射できる範囲内であれば、放射線療法で根治を目指すことは可能です。この場合、ほとんどは抗がん剤と組み合わせた化学放射線療法です。

これまでの研究によって、転移しやすいリンパ節の範囲はだいたいわかっているため、照射範囲は計画的に決められます。

できるだけ照射範囲を絞ったり、放射線量を最小限に抑えたりといった工夫で、健康な組織への影響を減らしていきます。

治療スケジュールの例

根治を目指しておこなう化学放射線療法は治療期間が長め。症状緩和を目的にした単独の放射線療法は、あまり長い期間おこなうことはありません。

化学放射線療法の場合

- 食道をはじめ臓器を温存しながら根治させる
- 場合によっては手術療法と組み合わせて根治を目指す

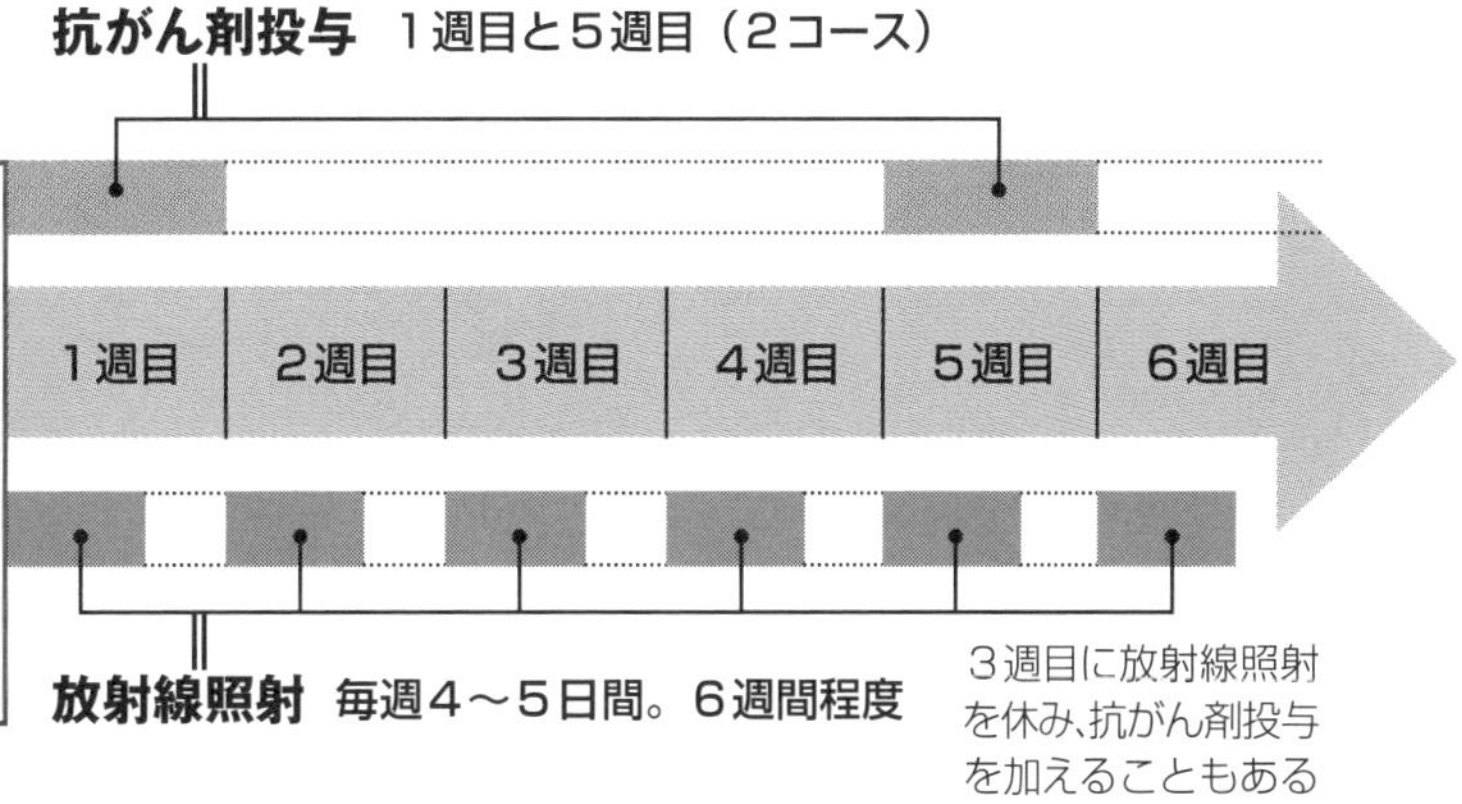

放射線療法単独の場合

- 食道をふさぐ病巣を縮小させて食べられるようにする
- 骨や脳など、転移巣に照射して痛みなどの症状をやわらげる

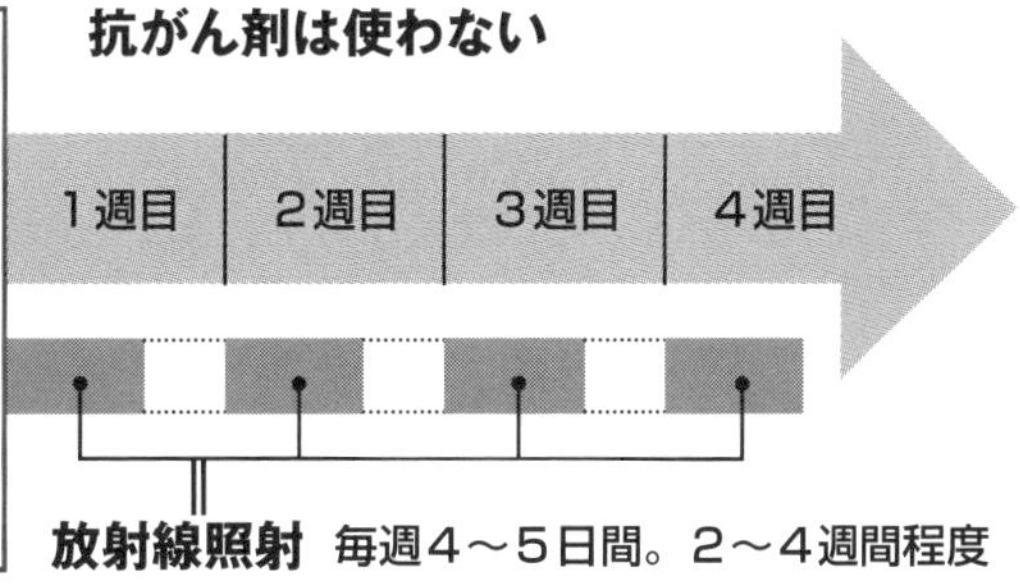

陽子線治療は放射線療法の一種

放射線療法には、質量をもつ陽子や重粒子を光速に近いスピードに加速した陽子線や重粒子線を用いる方法もあります。保険適用のない先進医療技術（→80ページ）のひとつです。

大規模な設備が必要で、実施可能な施設は限られていますが、がんの深さで最大のエネルギーを発揮できるようにコントロールできるため、体の奥に進むにつれて弱まっていくエックス線にくらべ、正常な組織にダメージを与えにくいとされます。ただし、治療効果に大きな違いはありません。

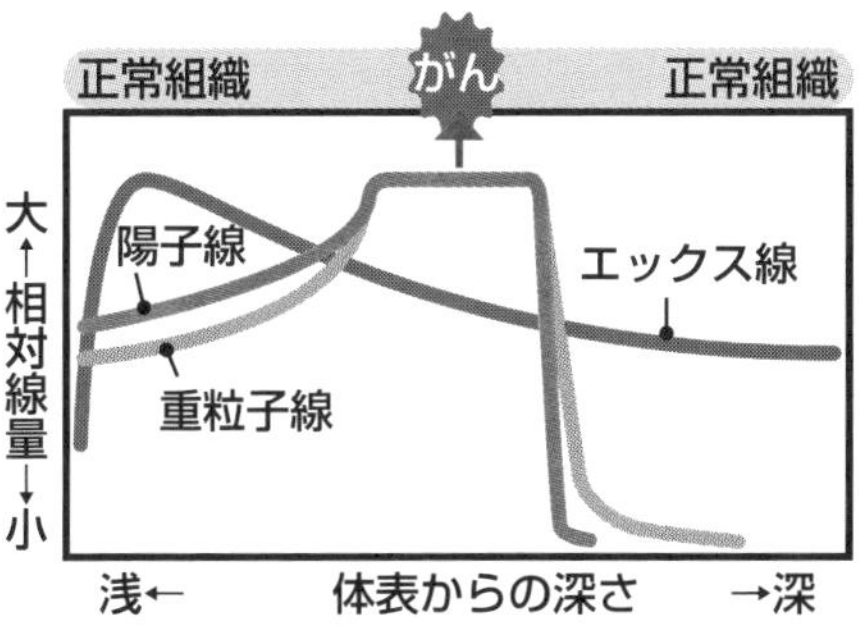

免疫を強化する薬を使うこともある

食道がんに対する新たな治療薬として、免疫チェックポイント阻害薬が使用されることもあります。免疫療法の一種で、がん細胞に対して免疫が働くように仕向ける薬です。

免疫チェックポイント阻害薬の働き方

異物を排除し、身を守る役目を果たす免疫細胞（白血球）のうち、T細胞には、がん細胞を攻撃する性質があります。その働きにブレーキがかからないようにして、がん細胞に対する攻撃力を発揮できるようにするのが、免疫チェックポイント阻害薬です。

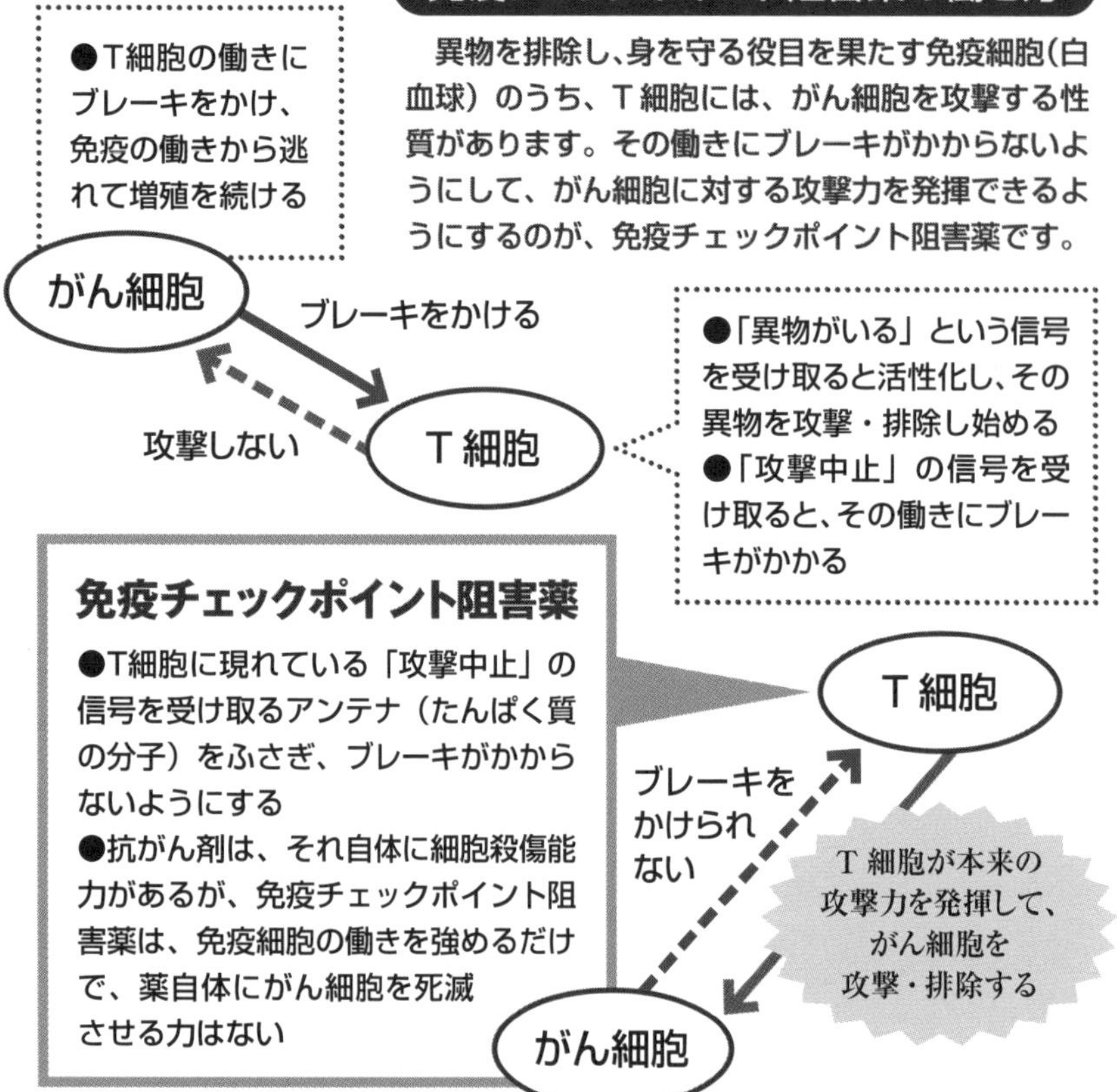
●T細胞の働きにブレーキをかけ、免疫の働きから逃れて増殖を続ける
がん細胞
ブレーキをかける
攻撃しない
T細胞
●「異物がいる」という信号を受け取ると活性化し、その異物を攻撃・排除し始める
●「攻撃中止」の信号を受け取ると、その働きにブレーキがかかる
免疫チェックポイント阻害薬
●T細胞に現れている「攻撃中止」の信号を受け取るアンテナ（たんぱく質の分子）をふさぎ、ブレーキがかからないようにする
●抗がん剤は、それ自体に細胞殺傷能力があるが、免疫チェックポイント阻害薬は、免疫細胞の働きを強めるだけで、薬自体にがん細胞を死滅させる力はない
T細胞
ブレーキをかけられない
T細胞が本来の攻撃力を発揮して、がん細胞を攻撃・排除する
がん細胞

保険適用が認められた治療法のひとつに

もともと体に備わっている、異物を排除しようとする働きを免疫といいます。その力を利用した治療法は「免疫療法」といわれます。

がんに対する免疫療法として効果が実証され、食道がんの治療にも用いられるようになってきた薬が「免疫チェックポイント阻害薬」です。特定のたんぱく質にだけ作用する分子標的薬の一種で、健康保険の適用が認められた治療法のひとつになっています。

なお「免疫療法」といわれるもののなかには、いわゆる民間療法をはじめ、効果が科学的に実証されていないものも多く含まれている点には注意が必要です。

免疫チェックポイント阻害薬にも副作用はある

抗がん剤にくらべ、副作用は少ないとされます。しかし、免疫の働きが強くなりすぎて、ときに間質性肺炎、1型糖尿病など重い副作用が出てくることもある点には、注意が必要です。免疫の働きすぎによる副作用は、多くの場合、ステロイド薬などの免疫抑制薬を使うことで、対処可能です。

▼起こるかもしれない副作用

●疲労　●吐き気　●発疹
●かゆみ　●食欲減退　●下痢
●貧血　●間質性肺炎
●大腸炎　●甲状腺機能障害
●１型糖尿病　●肝障害　など

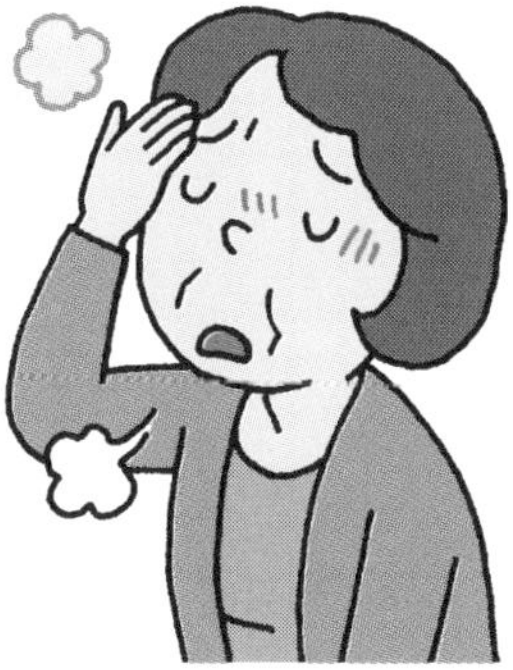

間質性肺炎は、肺の壁が厚く硬くなり、伸縮が悪くなって呼吸しにくくなる病気。息切れ、息苦しさ、発熱、空咳などが現れたら、すぐに医師や医療スタッフに連絡を。早めの対応が重要

使用が検討される例

食道がんの治療に用いられる免疫チェックポイント阻害薬は、ニボルマブ（オプジーボ®）、ペムブロリズマブ（キイトルーダ®）、イピリムマブ（ヤーボイ®）の３種類です（2023年10月現在）。

術前化学放射線療法＋手術後の補助療法

化学放射線療法のあと手術をおこない、がんが完全に消えたといえない場合には、ニボルマブの投与を続けることで、５年生存率が高まることがわかっています。

▼使い方

２～４週間間隔で点滴。これを12ヵ月間続ける

手術で切除できない進行･再発の食道がん

従来の抗がん剤のみの化学療法にくらべ、免疫チェックポイント阻害薬を併用することで、より長く生きられる可能性が高まります。ただし、患者さんの状態によっては副作用などのために治療が続けられないこともあります。

▼組み合わせ方

●ペムブロリズマブ（キイトルーダ®）＋抗がん剤（シスプラチン＋５FU）
●ニボルマブ（オプジーボ®）＋抗がん剤（シスプラチン＋５FU）
●ニボルマブ（オプジーボ®）＋イピリムマブ（ヤーボイ®）

副作用

つらい症状は薬も使いながら乗り切る

化学療法や放射線療法の影響は、健康な細胞にも及びます。ダメージを受けて副作用が起こる危険性はつきものですが、対処する方法はあります。

現れやすい副作用

化学療法と放射線療法の副作用は、共通するものもあれば特有のものもあります。血球減少など、自覚症状のない重大な副作用が現れることもあります。

化学療法

もっとも多くの人を悩ませるのが吐き気や嘔吐。脱毛も気になる症状のひとつ

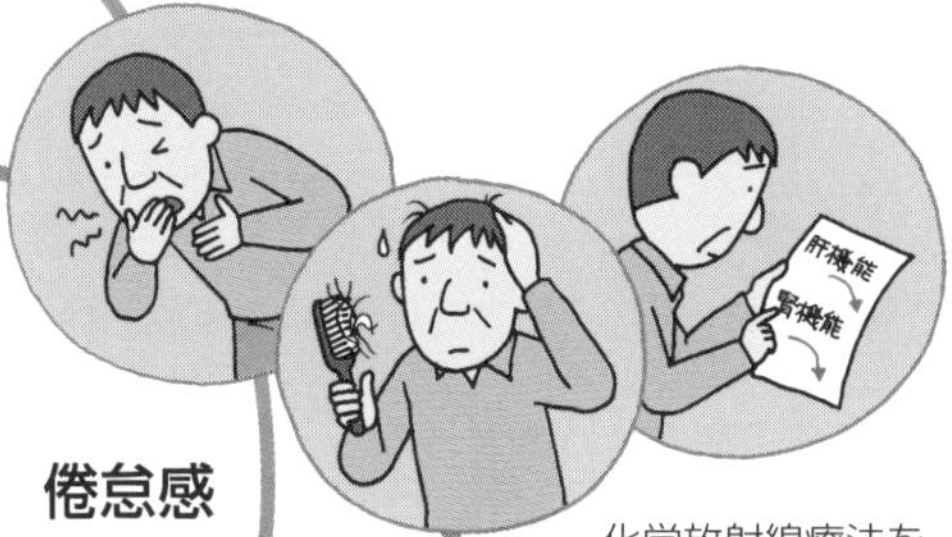

化学放射線療法を受けた場合、どちらの症状も現れる可能性がある

脱毛

肝機能・腎機能の低下

吐き気

嘔吐

食欲不振

倦怠感

血球減少

（赤血球が減ると貧血に、白血球が減ると感染症にかかりやすくなる）

血液検査で定期的にチェック

皮膚炎

食道炎

肺炎

腹部の治療で腹痛や下痢など

頸部の治療で飲み込みにくさ、のどの違和感や痛み

放射線療法

全身症状だけでなく、照射部位によってさまざまな副作用が現れることがある。治療中だけでなく治療が終わってから現れる副作用もあるので、しばらくは注意が必要

治療が終わってから起こりうる症状

- 食道の狭窄、穿孔《せんこう》、出血
- 胸に照射した場合、肺機能の低下や心肥大を起こすことがある
- 脊髄への照射で、神経マヒによる手足のしびれが起こることも
- ごくまれに、腹部への照射で腸の狭窄、穿孔がみられる

免疫チェックポイント阻害薬の副作用については75ページ参照

副作用への対処法

副作用が起きること自体は避けられません。医師や看護師に相談しながら、乗り切っていきましょう。

薬でコントロール

- 出やすい副作用に備えてあらかじめ薬を飲んだり、症状に応じた薬を使ったりする
- 吐き気や嘔吐、倦怠感などは薬で軽くできる。皮膚炎には軟膏を塗る
- 白血球の減少は薬である程度予防可能。血小板、赤血球の減少は輸血で補う

生活面での工夫

- 皮膚が赤くなりかゆいときは冷やすとよい
- 嘔吐のあとは冷水でうがいしたり、氷を口に含んだりするとすっきりする
- 通院治療の場合、食事はやわらかく、刺激の少ないもの、水分の多いものを用意する
- ゼリーやシャーベットなどは、食べやすいおやつ
- 脱毛が気になる人は、スカーフやキャップなどの用意を。治療終了後３～４ヵ月で元に戻る

治療中

副作用のチェックをしながら、できるだけ苦痛を減らすように対処していく

重大な副作用は治療方針の見直しも

- 肝機能や腎機能などの低下がいちじるしい場合、治療を続けるかどうか、程度をみて判断
- 血球の減少がなかなか回復しない場合、次の治療の開始時期を再検討することもある

治療後

定期検診でもチェックするが、気になる症状が現れたら早めに受診して相談を

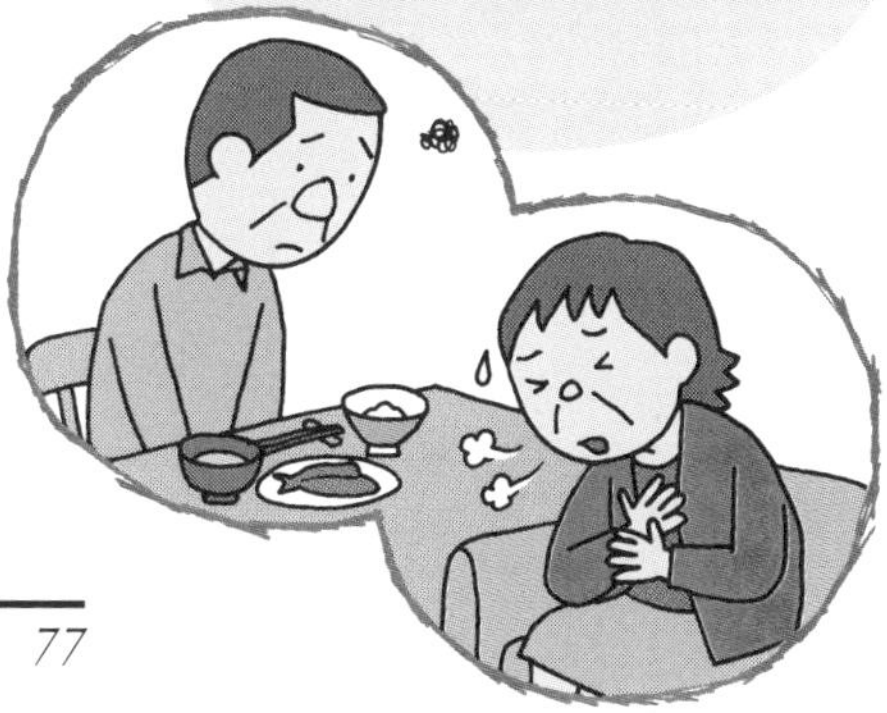

食道の狭窄などは、早めに治療が必要なこともある

ほとんどは治療が終われば治まる

化学療法や放射線療法は、手術療法のように、直接体に傷がつくことはありません。しかし、抗がん剤も放射線も「がん細胞だけ」に影響するわけではありません。健康な細胞も傷つきます。とくに粘膜や毛根、血球をつくる細胞などは分裂するスピードが速く、抗がん剤や放射線の影響を受けやすいため、さまざまな副作用が出やすくなります。

ただし、副作用の現れ方には個人差があります。症状を抑えるための薬もありますし、多くは治療が終われば治まります。

サルベージ治療

根治を目指してさらに治療することも

化学放射線療法を終えても、がんが残っていたり、あとでがんの再発が起きてきたりした場合には、手術などほかの治療を追加することも。これをサルベージ治療といいます。

根治を目指して化学放射線療法を受ける

病期や全身状態、本人の希望などから、手術療法ではなく化学放射線療法を選択。治療を終える

しかし……

がんが消えずに残存／いったん消えたが再発

サルベージ治療を受ける

手術、または内視鏡治療で残存するがんや、再発したがんの病巣を取り除く

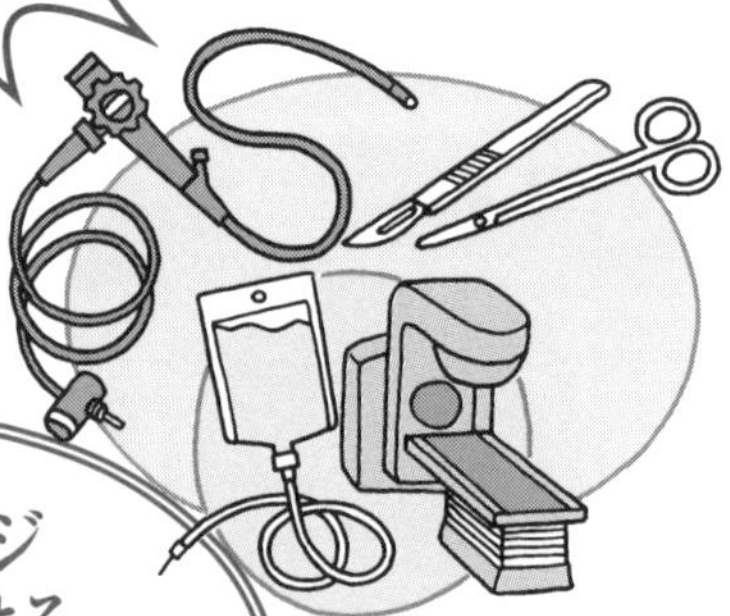

内視鏡を用いて病巣にレーザー光を照射する方法(光線力学的療法：PDT)もある

切らずに治せる可能性がある

化学放射線療法なら、食道もほかの臓器も温存される。サルベージ治療が必要になったとしても、病期が早い段階ならそれで根治する可能性がある

手術が可能な状態でも、あえて化学放射線療法を選ぶことには、メリットもあればデメリットもある

救済のための治療

サルベージとは、救済・救助を意味する言葉。根治を目指して化学放射線療法を進めたものの、目的が果たせなかった場合に、救済処置としておこなわれる治療がサルベージ治療です。

化学放射線療法の弱点を手術療法などで補う

化学放射線療法だけで根治をはかれることはありますが、一方で、がんが完全に消えずに残ることもあります。これを遺残《いざん》といいます。治療後しばらくしてから再発することもあります。

食道やその他の臓器は残せても、遺残や再発が多いというのが化学放射線療法の最大の弱点であり、その弱点を補うのがサルベージ治療です。サルベージ治療としておこなう手術は、サルベージ手術といわれます。

化学放射線療法と手術療法を組み合わせる方法は、術前補助療法としてもおこなわれています（→58ページ）。化学放射線療法後に手術をするという流れは同じですが、サルベージ手術は必須というわけではありません。救済のための手術をしないですむのなら、それがベストです。しかし、化学放射線療法だけで治ったと判断するのは非常にむずかしいのが実情です。

局所高度進行がんにおこなう試みも

病気が進むと必ずしもサルベージ治療で根治可能とはいえず、合併症などで死亡する危険性も高まります。ただし、化学放射線療法後すみやかにサルベージ手術をすると予後がよいケースもあります。欧米などでは、根治を目的にした通常の化学放射線療法と治療後の手術をセットにした治療をおこなう病院もあります。

恵佑会札幌病院でも、局所高度進行がんにはこの方法をおこなっており、一年全生存率八〇・九%、三年全生存率七三・五%と良好な成績を得ています。*

＊T3.5（がんの深さはT4に近いが、T4とは断定できない症例）の72例が対象（2015年現在）

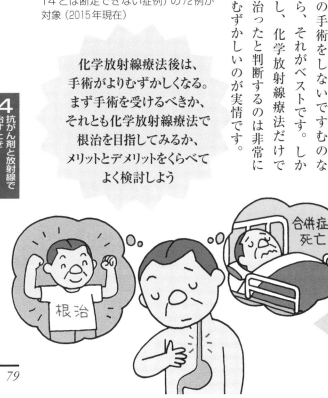

化学放射線療法後は、手術がよりむずかしくなる。まず手術を受けるべきか、それとも化学放射線療法で根治を目指してみるか、メリットとデメリットをくらべてよく検討しよう

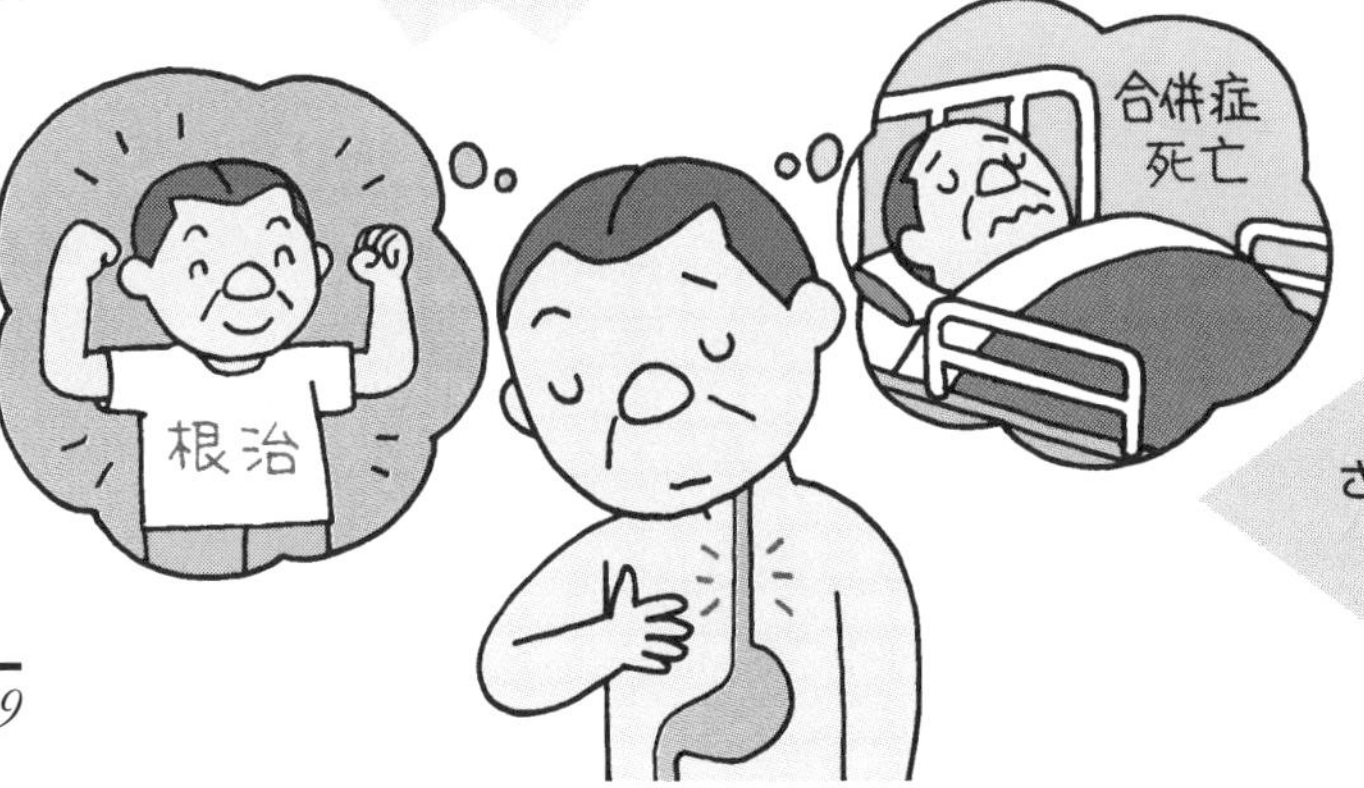

合併症や死亡が比較的多い

治療に耐えられる体力があると判断された場合でも、サルベージ手術による合併症の発症率や、入院中に亡くなる人の割合は、手術療法単独の場合より高い

COLUMN

心積もりしておきたい、がんの治療にかかるお金

治療内容によって自己負担額は変わる

がんの手術や化学放射線療法などの医療費は、かなりの高額にのぼります。ただし、健康保険の適用があれば自己負担は三割程度で済み、さらに高額療養費制度による払い戻しも受けられるので、月々の負担は数万円。これに差額ベッド代や食費が上乗せされます。

一方、健康保険の適用がない先進医療技術の費用は、全額を自費で払わなくてはならず、高額療養費制度の対象にもなりません。たとえば陽子線治療は三〇〇万円程度かかります。治療法の選択には、費用をまかなえるかどうかという点も、重要な検討事項です。

▼自己負担額の違い

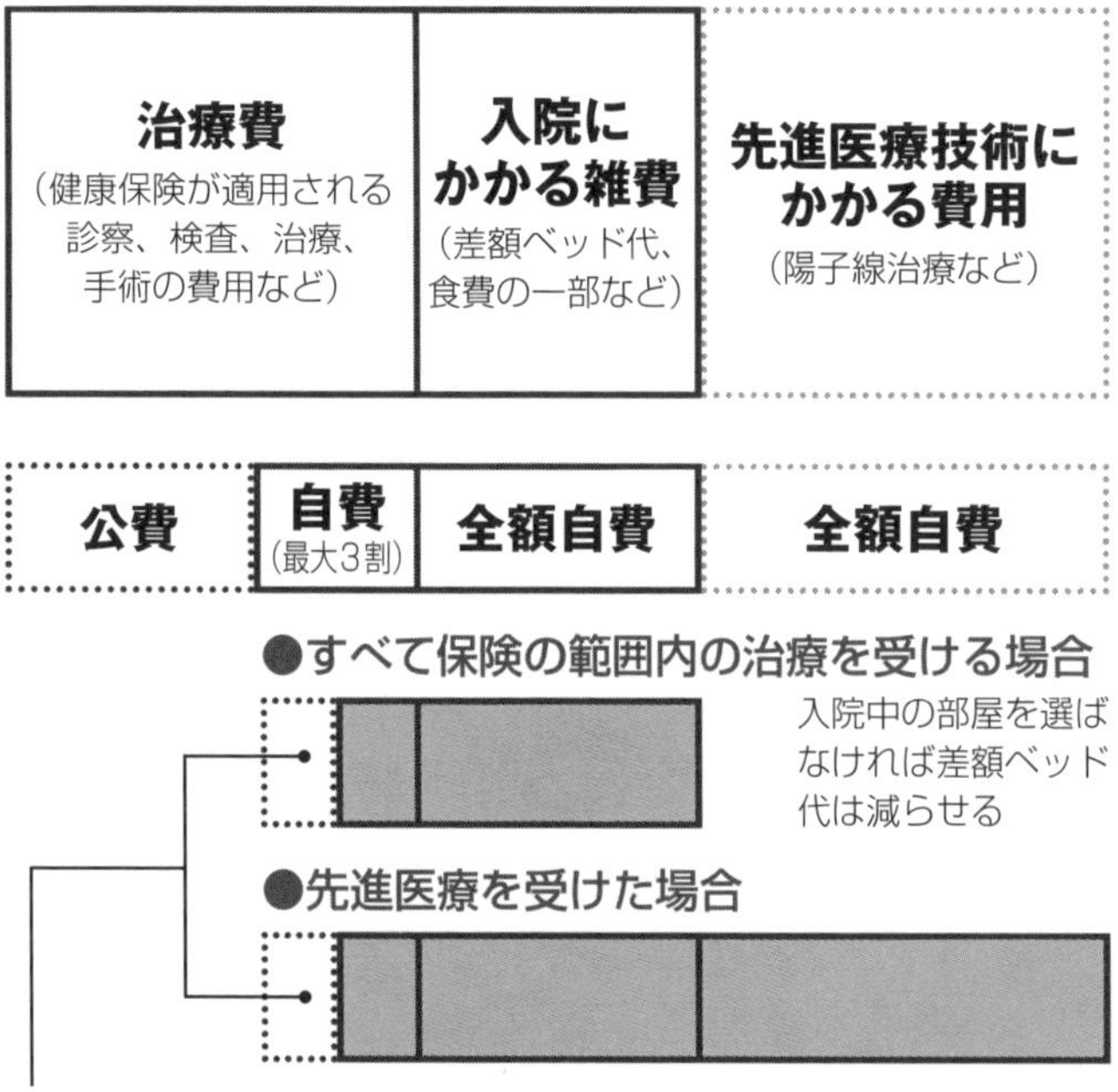

高額療養費制度の適用分

年齢や所得によって定められた自己負担額の上限を超えた分は、払い戻される。あらかじめ申請をすれば、上限を超えた分は病院に支払わずに済む方法もある。加入している健康保険組合や市区町村の担当窓口で相談を

5

治療後の生活をいきいきと過ごす

治療前にはみられなかった症状に悩むこともあるでしょう。
しかし、つらい症状の多くは一時的なものです。
つきあい方のコツをつかむこと、時間の経過を待つことで、
多くの場合、徐々に気にならなくなっていきます。
たとえ再発が起きたとしても、早くみつければ治療の手はあります。
前向きな気持ちで、日々の生活を送っていきましょう。

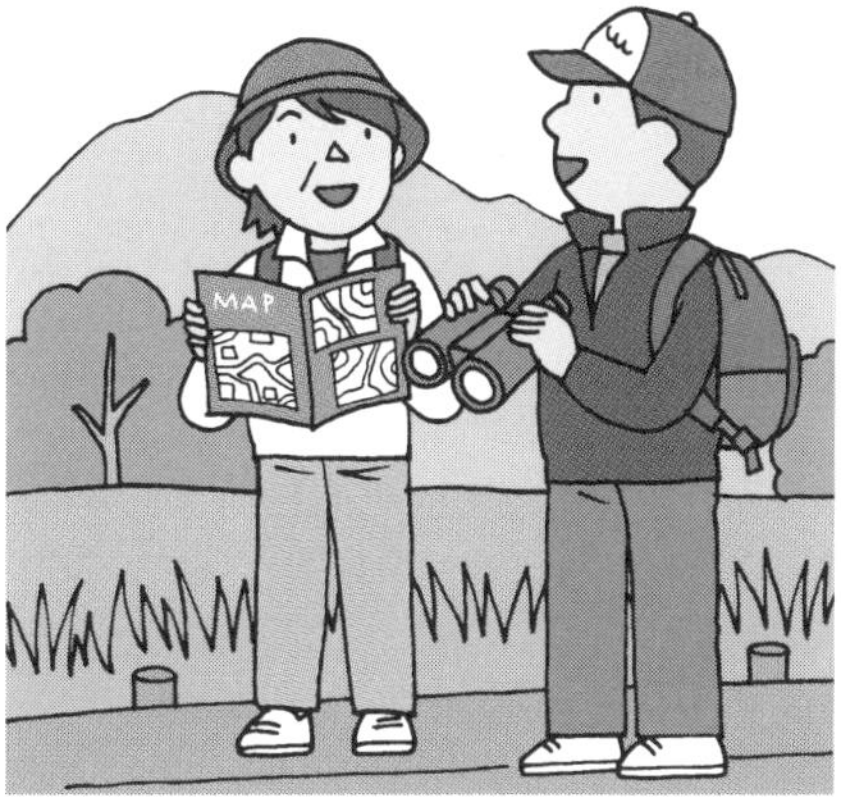

治療後のリハビリ①

呼吸、飲み込み、発声の練習を始めよう

低下した機能の回復・維持をはかるための取り組みをリハビリテーション（リハビリ）といいます。
切除手術のあとは、呼吸や嚥下、発声のリハビリが必要になることがあります。

息苦しさを減らすために

切除手術のあとは、痛みの影響もあって呼吸が浅くなりがち。痰が出しにくいだけでなく、嚥下、つまりものを飲み込むことにも、発声にも影響します。

呼吸訓練は、術後にいきなり試みてもなかなかうまくいきません。手術前から始めるのがベストです。

おなかを使って深呼吸

気管にたまった痰を排出するには、吐き出す息の勢いが必要です。深く呼吸して肺にたくさん空気を入れる練習をしましょう。

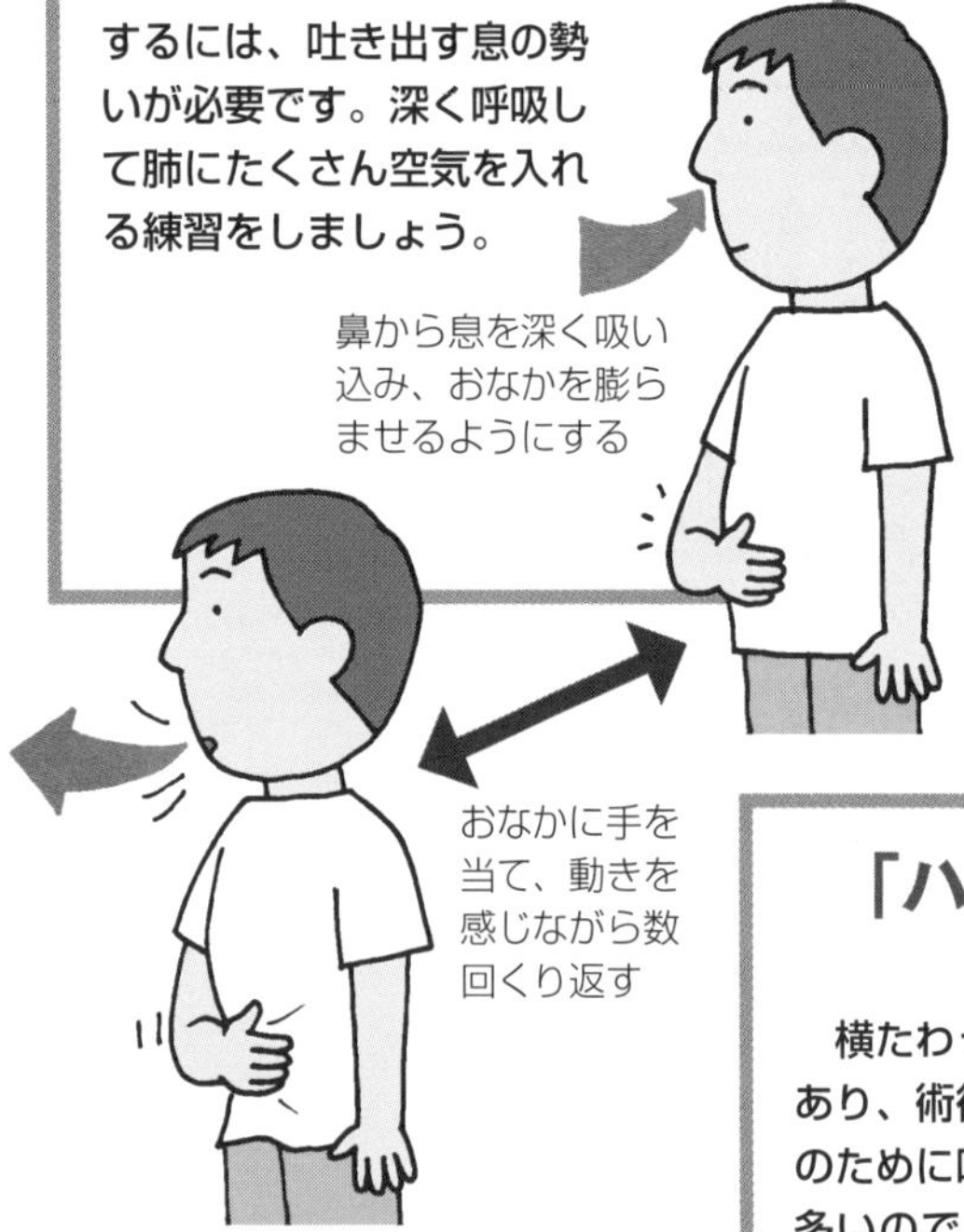

鼻から息を深く吸い込み、おなかを膨らませるようにする

おなかに手を当て、動きを感じながら数回くり返す

口をすぼめ、腹筋を使ってたまった空気を押し出すようにゆっくり息を吐く

「ハッフィング」で痰を出す

横たわった姿勢が長く続くこともあり、術後は痰がたまりがち。痛みのために咳払いはむずかしいことも多いので、「ハッ、ハッ」と息を吐き出すハッフィングという方法をマスターしましょう。気管にたまった痰を排出しやすくなります。

深呼吸をくり返したあと、おなかに手を当て、腹筋を使いながら「ハッ､ハッ」と強く素早く小刻みに息を出す。痰がのどまで上がってきたら、口から出す

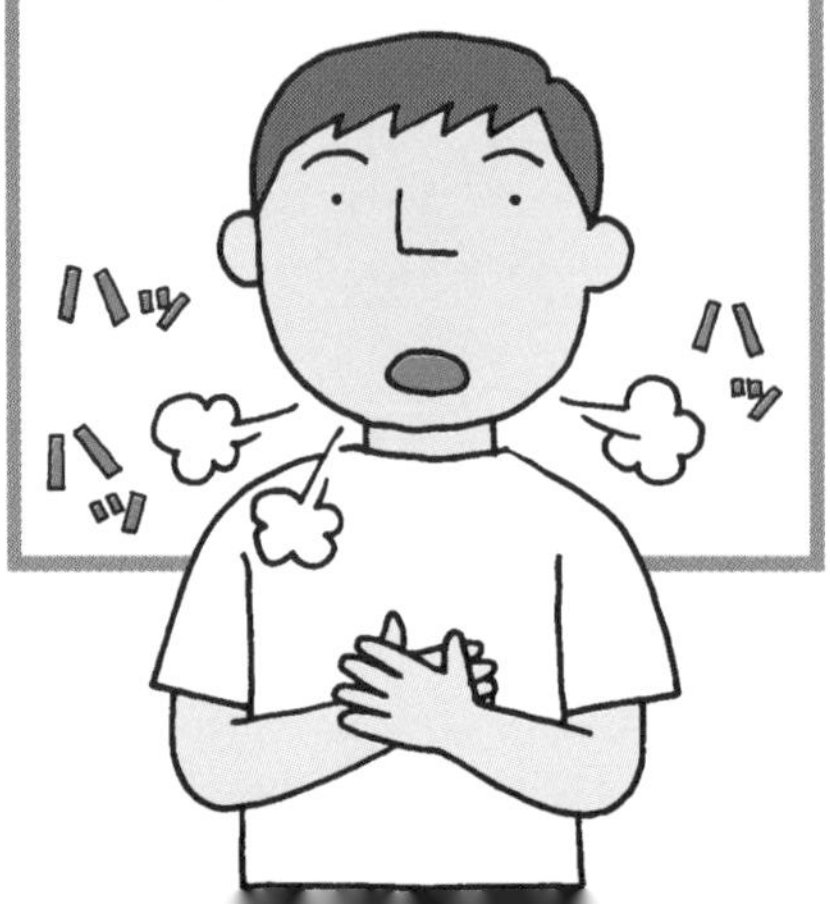

以前と同じ状態を目指して練習する

食道がんの手術後は、深い呼吸ができず、痰が出せない、ものがうまく飲み込めないなどといった日常生活上の問題が生じやすくなります。また、声帯を切除しなくても、元のようには声が出ないこ

とがあります。そこで、呼吸や嚥下、発声などを以前と同じ状態に近づけるために、回復に向けた訓練を重ねていきます。

入院中に指導がありますが、自分でも、できるだけ練習していきましょう。

口を大きく動かしてはっきり話す練習もしよう

声帯は温存されていても、術後は高い声を出しにくい、声量が低下する、声がかすれるなど、発声にかかわるさまざまなトラブルが起きやすくなります。

発声と呼吸、嚥下に使われる器官は重なっているため、発声練習は「よい声を出すため」というだけでなく、呼吸や嚥下機能の回復にも有効です。

パパパ

ラララ

カカカ

唇や舌、のどの使い方を意識しながらくり返す。嚥下リハビリの一環として、発声練習が取り入れられることもある

飲み込む訓練は段階的に進める

ものを飲み込むとき、気管に水分や飲食物が入り込むと、むせて苦しいだけでなく、気づかぬうちに誤嚥性肺炎を起こすこともあります。肺炎予防のためにも、上手に飲み込む練習（嚥下リハビリ）をしておきます。

間接訓練

食べずにおこなう

まずは飲み込み動作の練習から。息を止めて、唾を飲み込むように「ごくん」。これを空嚥下《からえんげ》といいます。肩や首、舌や口などを軽く動かしたり、マッサージしたりして、嚥下にかかわる筋肉をほぐしておくことも有効です。

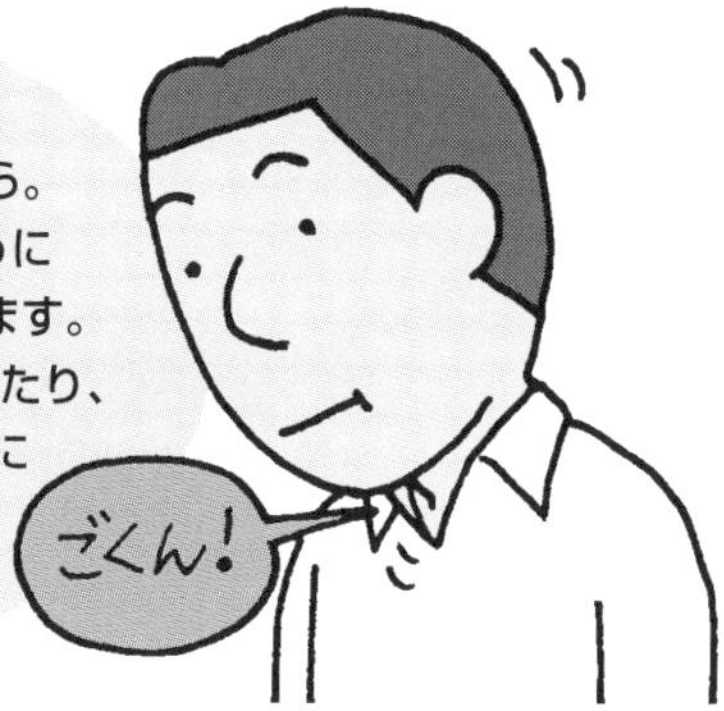

空嚥下をある程度のはやさでくり返すことができれば、次の段階に進める

直接訓練

飲み込みやすい食品を使う

とろみをつけた食品や、ゼリー状にした食品を、実際に口にして飲み込む練習をします。むせずに飲み込めたら、徐々に普通の食事に近づけていきます。

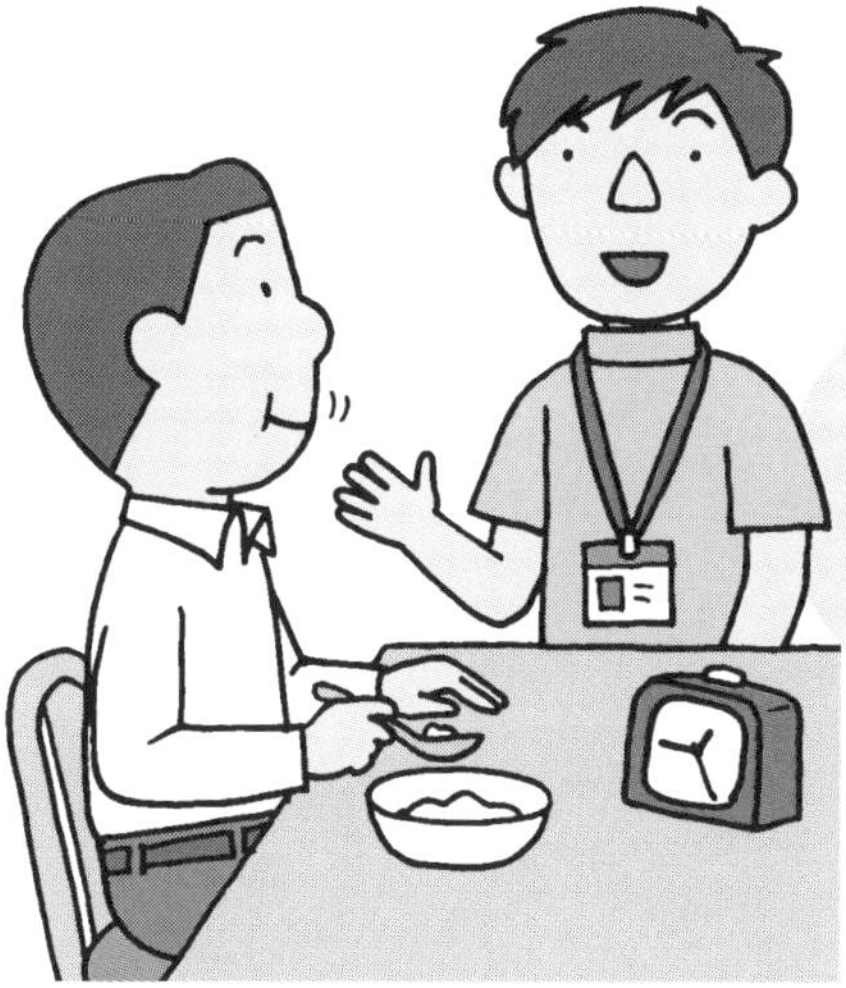

入院中に食事指導を受けながら、安全に食べるコツをつかんでいく

治療後のリハビリ②

永久気管孔は衛生管理に注意。発声法も練習

頸部食道を手術し、喉頭も全部取り除いた人は、永久気管孔の管理に慣れること、声帯に代わる新たな発声法を練習することも、重要なリハビリのひとつです。

永久気管孔を上手に管理する

永久気管孔にした場合、空気の通り道は食道と明確に区別されるので、気管に飲食物などが入り込む危険性はなくなります。一方で、鼻が鎖骨のあたりにあるようなものですから、これまでとは違った注意が必要です。

刺激物に注意

においや味がよくわからなくなる。塩味や辛みの強い刺激物をうっかり口にしてしまわないように注意する

孔をガーゼなどで保護する

鼻から吸い込んだ空気は適度な湿り気を帯びるが、気管に直接空気が流れ込むようになるので乾燥しやすい。フィルターの役割を果たすプロテクターを当て、気管を保護する

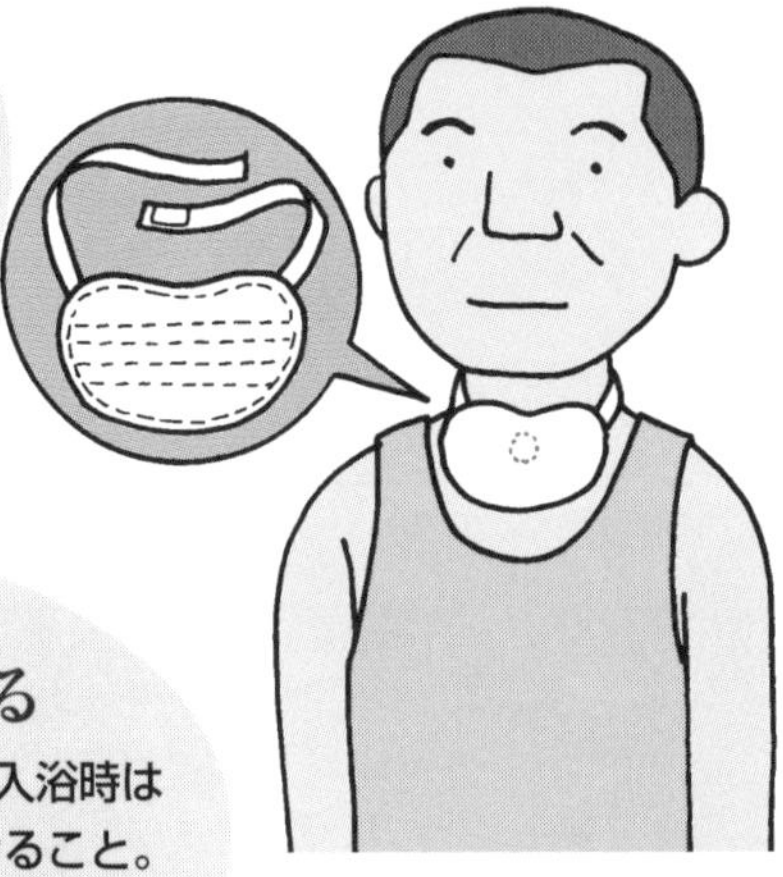

プロテクターは市販されており、医療機関や薬局で購入できる

水に浸からないようにする

孔をふさぐと息ができなくなる。入浴時は首まで湯に浸からず、水泳は避けること。ただし、多少の水なら孔から入ってもまた孔から出てくる。心配しすぎないで大丈夫

新しい習慣を身につける

喉頭をすべて切除し、首に孔を開けたり、声帯を失ったりすることで、生活は大きく変化します。永久気管孔にすると、鼻や口から空気を吸わなくなるので、嗅覚や味覚が低下しがちです。食べものや飲みものを「すする」ということもしにくくなります。

声帯の代わりに機器を使えば、比較的簡単に声は生み出せますが、より自然な発声を希望する場合は、かなりの訓練が必要です。

それでも、リハビリを重ねることで、不便さは少しずつ解消されていきます。あきらめず、新しい習慣を身につけましょう。

新たな音声を獲得する方法

声帯を使った通常の発声はできなくなりますが、新たな発声法を習得することで声を取り戻すことはできます。

道具は不要だが訓練が必要
食道発声法

声帯の代わりに食道の一部をふるわせて声を出す方法。口や鼻から再建した食道に空気を入れ、それを吐き出しながら発声します。

よい点

- 自然な音声が出せる
- 道具が不要、嗅覚も少し戻り、食べものをすすり込めるようにもなる

気になる点

- 会話ができるようになるまで、半年近い訓練が必要な人が多い
- 食道が残っている喉頭がんと異なり、食道がんは胃管や小腸を使って発声するので、より発声がむずかしい

「手帳」の申請を検討する

喉頭をすべて摘出した場合、申請すれば身体障害者3級に認定され、身体障害者手帳の交付が受けられます。

手帳をもつことで、代用音声の機器の購入に補助金が出たり、自治体ごとに用意されたサービスを受けられたりもします。該当する人は検討してみましょう。市区町村の窓口に問い合わせを。

専用の機器を使えば簡単
電気発声法

小型の電気シェイバーのような発声用の機器をのどの皮膚に当て、振動させることで声をつくりだす方法です。

よい点

- 訓練に時間がかからず、簡単に会話が可能になる

気になる点

- 抑揚が少ないなど、人の話し声にくらべるとやや不自然に聞こえる
- 機器をつねに持ち歩かなければならない

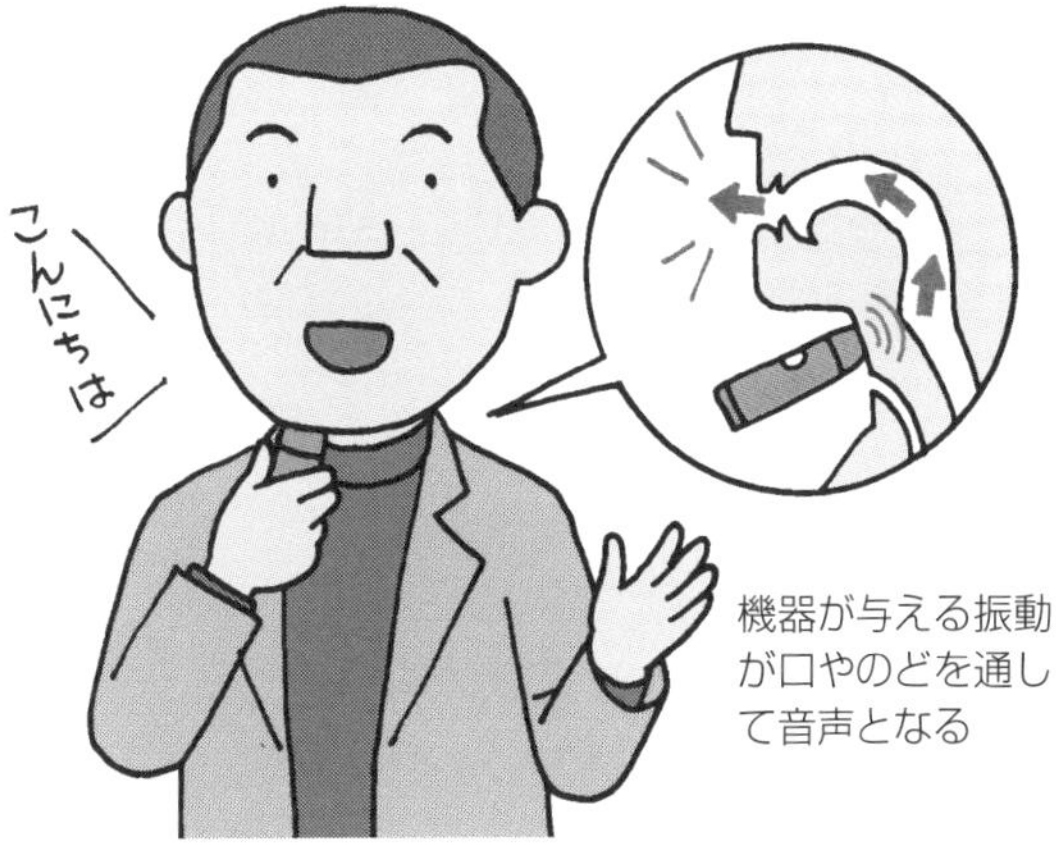

機器が与える振動が口やのどを通して音声となる

▶代用音声の機器の例

写真は代用音声の機器のひとつ、「ユアトーンG-2モデル」。声の高低がつけられるため、より聞き取りやすくなっている

●お問い合わせ
電制コムテック株式会社
電話 011-380-2102

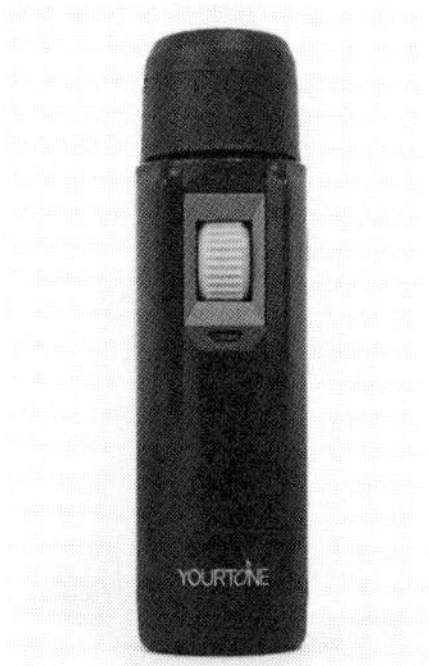

治療後の食事①

一日五～六回に分け、一回量は少なめに

食道や胃を切除した人は、一度にたくさん食べたり、早食いしたりすると、たちどころに不快症状に見舞われてしまいがち。自分なりの食事法を身につけることが大切です。

起きやすい食事関連のトラブル

食道がんの手術後、悩みの種になりやすいのが食事関連のトラブルです。とくにダンピング症候群には、胃管にした人の多くが悩まされます。早食いと食べ過ぎで起こりやすくなるので、食べ方の工夫が必要です。

飲み込みにくい

入院中からリハビリを開始。ある程度食べられるようになれば、献立の工夫で多くは乗り切れる（→88ページ）

苦い水が上がってきたり、胸やけがしたりする

これも食べ過ぎの防止で、ある程度は防げる（→98ページ）

食後、不快な症状に見舞われる

胃が小さくなり、飲食物が胃にとどまる時間が短くなることで起きる症状。ダンピング症候群という（→63ページ）

ダンピング症候群には2タイプある

食後の不快症状は、食後すぐに現れたり、しばらくたってから生じたりします。似た症状もありますが、症状を引き起こすしくみは少し違います。

食後30分以内

早期ダンピング症状

めまい、動悸、腹痛、冷や汗 など

★腸の働きが急に活発になるために起きる

飲食物が一気に腸に流れ込み、腸液が大量に分泌される。体内の血液が腸に集まってしまったり、小腸から分泌されるホルモン量が増えたりすることで、さまざまな症状が現れる

⇒楽な姿勢でゆっくり休んでいれば、症状は自然に治まる

食後2～3時間

後期ダンピング症状

頭痛、冷や汗、動悸、めまい、手指のふるえ、倦怠感 など

★血糖値が下がりすぎて起きる

腸からの吸収が一気に進み、血糖値が急上昇すると、血糖を下げるインスリンというホルモンが多量に分泌される。その状態のままなにも口にしないと血糖値が下がりすぎ、低血糖による症状が出てくる

⇒甘いジュースやキャンディーなどを口にして、血糖値を上げる

食べ方の工夫で悩みを解消

ゆっくりと時間をかけて食事をすることで、食事関連のトラブルの多くは回避できます。

姿勢を正す

●背すじを伸ばして座る
●食後は座った姿勢でしばらく安静に

再建した食道は蛇行していることが多いので、まっすぐな姿勢で送り込みを助ける。食後すぐに横になると逆流しやすい。30分程度は座ったまま静かに過ごし、消化を助ける

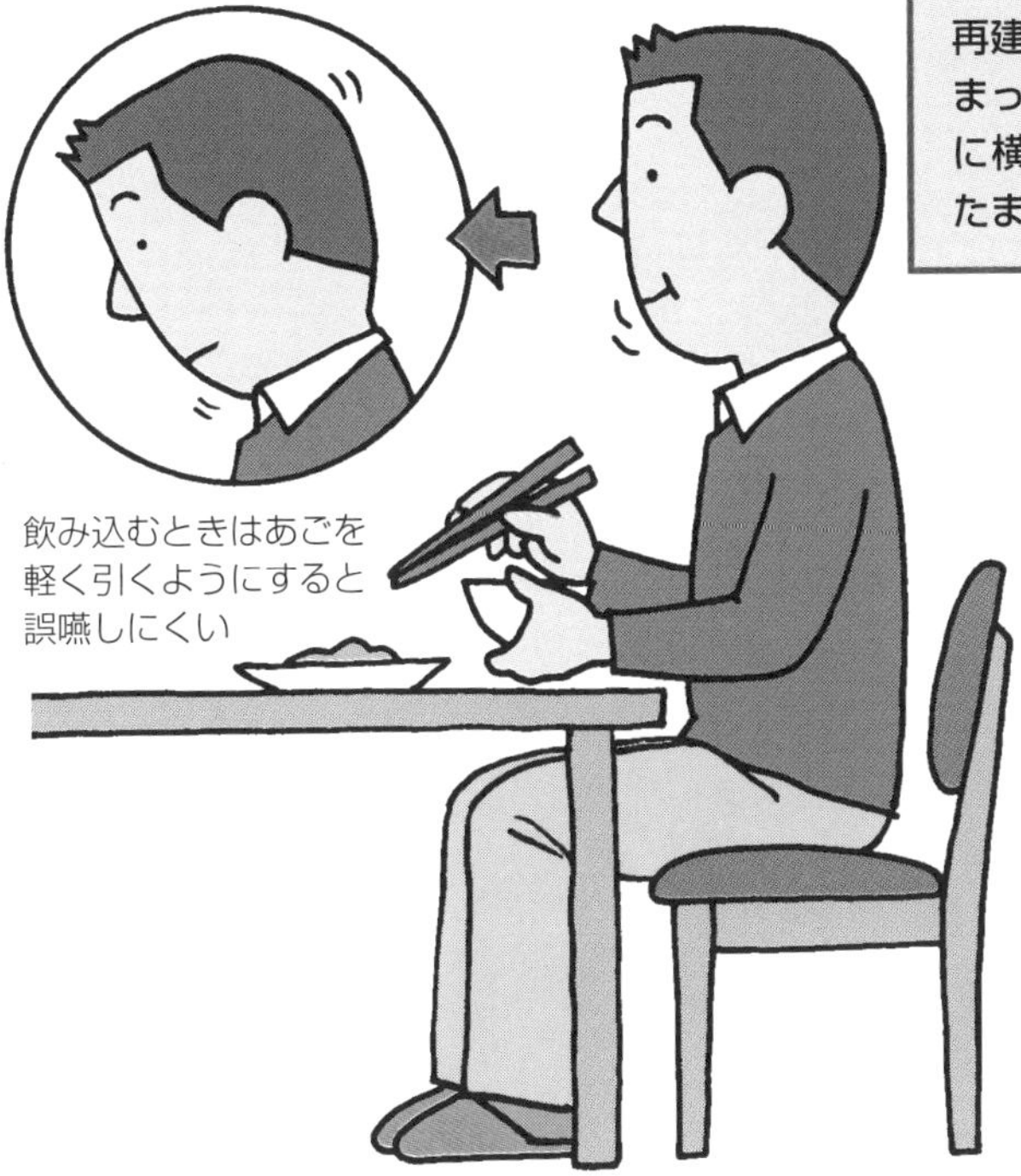

飲み込むときはあごを軽く引くようにすると誤嚥しにくい

一口ずつ、しっかり味わいながら食べよう

よく噛んで、しっかり飲み込む

●食べものがトロトロになるまで噛む
●息を止めて、あごを引いて「ごくん」
●飲み込んでから、次の一口を

よく噛まなかったり、口にものが入ったまま次の一口を押し込んだりしていると、誤嚥も起きやすい。むせたときは、止めようとせずしっかり咳をして、気管に入ったものを吐き出すようにしよう

ゆっくり食べる

●1食30分程度は時間をかける

最初のうちは食卓に時計を置き、実際に時間を計りながら食べるとよい。家族も協力し、早すぎると感じたら声をかけるようにする

早食いと食べ過ぎは不快な症状の原因

手術療法を受け、食道を再建した人は食事のとり方に注意が必要です。もっとも注意したいのは、一度に多くの量を食べないこと。三回の食事と数回の間食など、一日五～六回に小分けして、必要なエネルギーをとります。

手術の方法や術後の経過などによっても、食事のしかたは変わります。入院中から練習は始まります。食事指導を受けながら、あせらず、自分に適した食べ方を身につけていきましょう。

治療後の食事②

食べたいものを、食べやすくしてとる

食道がんの治療後、とくに手術を受けた場合、ほとんどの患者さんは体重が減ります。体力を回復するためには、食べ方の見直しだけでなく、食事の内容にも工夫が必要です。

やせるのは普通のこと。あせらないで大丈夫

やせた姿をみて、本人もまわりの人も心配になるかもしれません。しかし、もともと太りぎみだった人も多いので、元の体重に戻すのが理想ともいえません。

食道がんの治療後に体重が減るいちばんの理由は食べる量が少なくなるためですが、活動量が減り、筋肉が落ちてしまうことも一因になります。

食べ方のコツをつかみ、食事内容にも配慮していけば、適正な体重を保てるようになり、活動する元気もわいてきます。活動量が増えれば食欲もわき、体もしっかりしてきます。あせらず工夫していきましょう。

栄養不足に陥らないための心がけ

食事に関するトラブルをかかえやすいこともあり、治療前のようには食べられなくなることが多いもの。栄養不足にならないようにしましょう。

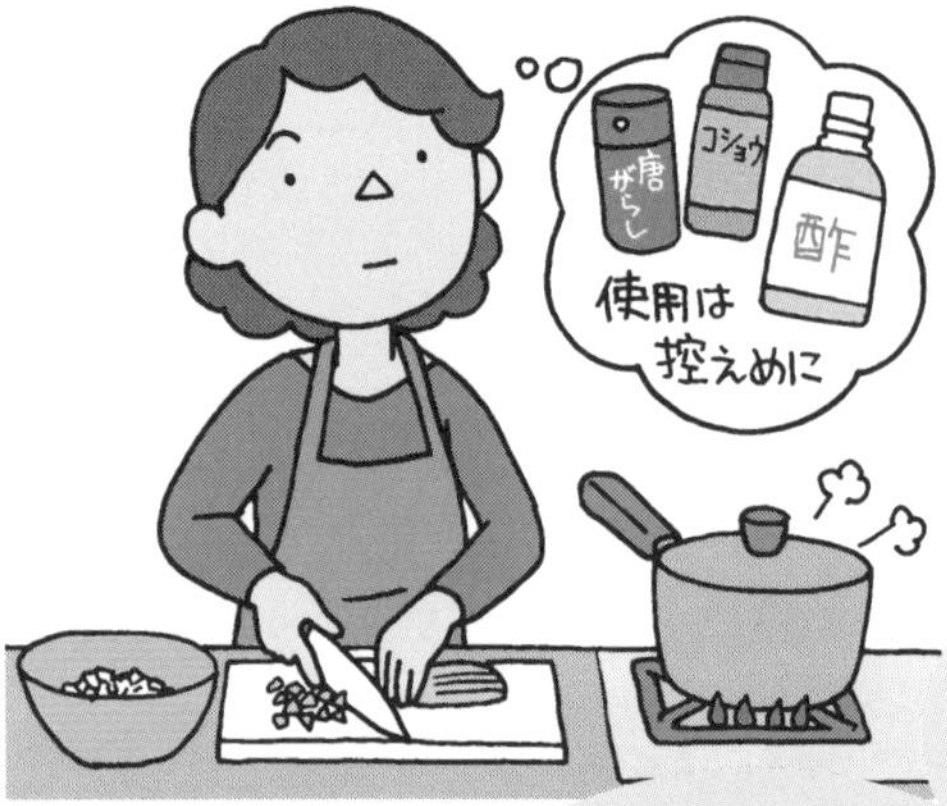

刺激の強い飲食物は、がんの危険因子でもある。できるだけさけよう

「食べたい気持ち」を大切に
食べていけないものはない。好きなもの、食べたいものがあれば積極的に取り入れよう

栄養価の高いものを選ぶ
卵、刺身、バナナ、ヨーグルトなど、少量でも栄養価が高く、食べやすいものをとろう

油脂は控えめに
好物でも、揚げ物や脂身の多い肉などは控えめに。消化液が増え、逆流を起こしやすくなる

味つけは適正な範囲で
激しい辛み、強い酸味は食道を刺激しやすい。適正な範囲にとどめよう

飲み込みやすさをアップさせる

飲み込みにくい、詰まるような感じがするようなら、食材選びや調理のしかたを工夫します。食道の狭窄が原因で食べにくくなっている場合は、医師への相談も必要です。

調理法を工夫する

野菜や豆類、水分など、十分にとりたいけれど食べにくい、飲み込みにくい食品は調理を工夫して食べやすくしましょう。

- やわらかく煮る
- つぶす
- マヨネーズなどであえる
- ミキサーにかけたり、すりおろしたりしてトロトロにする
- とろみ剤*を混ぜてとろみをつける
- ゼラチンを加えて冷やし固める

＊パウダー状の増粘剤。多くの市販品がある

食材を選ぶ

よく噛めばたいていのものは大丈夫。ただし、噛みにくかったり、口の中でまとまりにくかったりして、飲み込みにくいものもあります。

おすすめ

しっとりした食感で
ほどよい粘りがあるもの、
つるんとのどを通るゼリー状の
ものなどは飲み込みやすく、むせにくい

温泉卵／刺身（とくにたたきにしたもの）／納豆／里芋の煮物／とろろ／オクラ／うどん（やわらかくゆでたもの）／ゼリー／ヨーグルト／チョコレート
など

注意が必要

パサパサしているもの、
熱々のものは飲み込みにくい。
食物繊維が多いもの、固めのものなどは
とくによく噛むように注意する

焼き魚／練りもの（かまぼこ、ちくわなど）／豚肉など固い肉／水分（むせやすい）／パン・クラッカー（牛乳などに浸せば食べやすくなる）／そば（噛まずにのどに入れてしまうことが多い）／生野菜（とくに葉もの）／豆類／こんにゃく／海藻類／きのこ類／ナッツ類
など

控える

固くて噛み切りにくいものや、
のどに詰まりやすいものは
できるだけさける

貝類／イカ／タコ／ホルモン／鶏ささみ肉／こんにゃくゼリー
など

詳しくは健康ライブラリー イラスト版『嚥下障害のことがよくわかる本』をご覧ください

社会復帰

手術後一～三ヵ月で軽めの仕事から始める

治療を終え、元の生活に戻るときには多少の不安もあるでしょう。しかし、治療後の活動にとくに制限はありません。体と相談しながら少しずつ、治療前の生活を取り戻しましょう。

徐々に体を慣らしていく

職場などに復帰するとしても、どこまでできるか、体調の悪化につながらないかなど、だれでも不安があるもの。少しずつ、体を慣らしていきましょう。

まずは相談

仕事を再開する時期や、仕事の内容について、まずは医師と相談を。そのうえで職場や、関係者に希望を伝え、具体的なスケジュールを決めるようにするとよいでしょう。

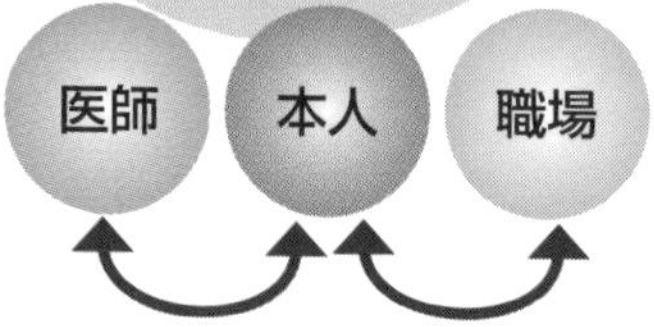

気持ちよく働き続けるためには、周囲の理解も大切。よく話し合おう

日常生活に慣れる

退院後、余裕があれば自宅療養の期間をとるとよいでしょう。食事のとり方に慣れるのも復帰のための練習です。日中は散歩にでかけるなど、体を動かしながら体力の回復につとめます。

仕事量を調節しながら復帰

無理のない範囲で早期に社会復帰を果たすには、体と相談しながら仕事量の調節をしていくことが大切です。そのためには、家族や職場の協力が欠かせません。周囲の人に今できること、今はむずかしいことをきちんと伝え、協力を得ましょう。

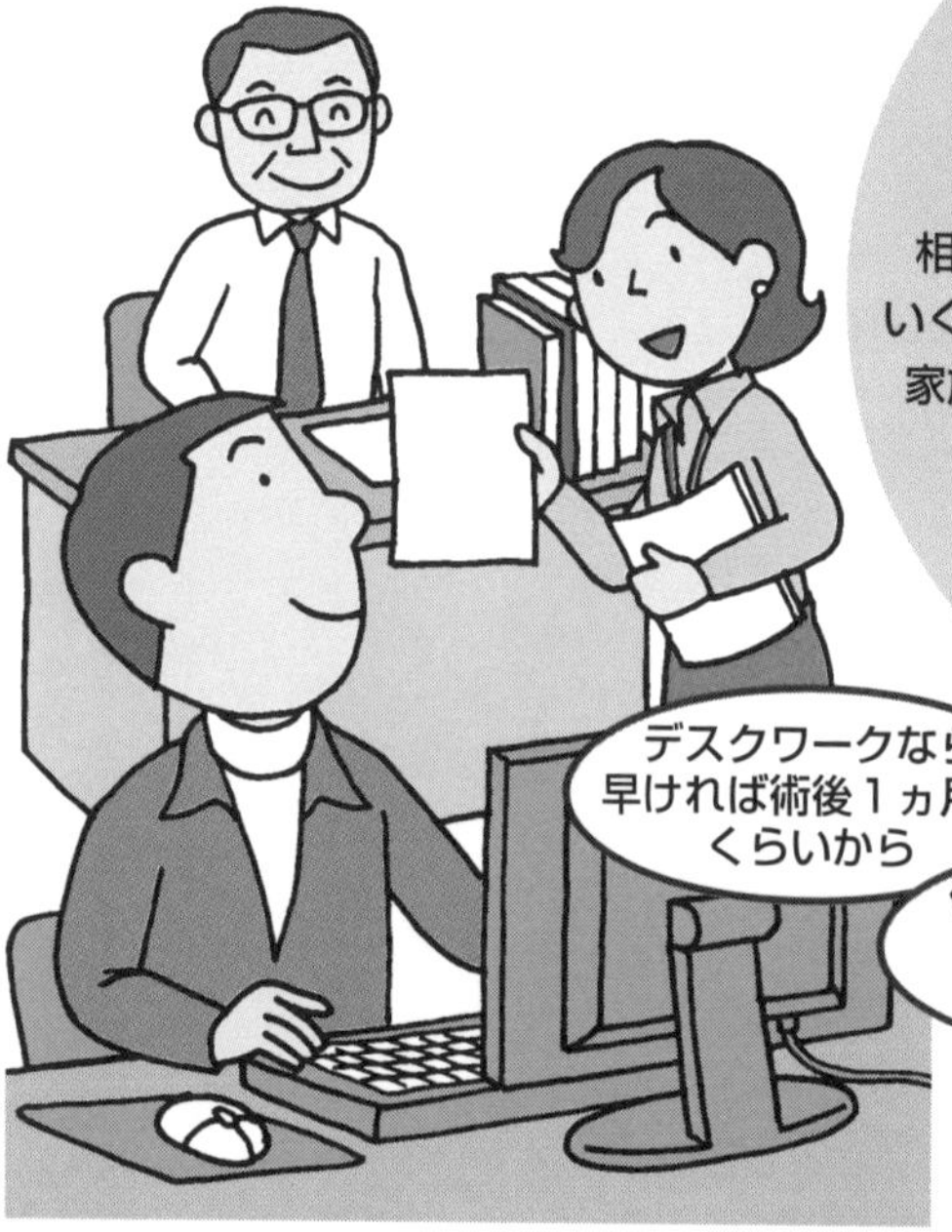

デスクワークなら早ければ術後１ヵ月目くらいから
体を使う仕事なら、術後２～３ヵ月目くらいが目安

いきなり治療前と同じようなペースに戻そうとあせらない。少しずつ慣らしていく

生活上の制限はとくにない

食道がんの治療後だからといって、とくに活動を制限しなければならないようなことはありません。ただし、この際、悪しき習慣は見直しを。

がんの危険因子はできるだけさける

治療前の生活を取り戻すといっても、飲酒や喫煙を復活させるのは得策ではありません。「自分は、がんができやすい体質である」という自覚が必要です。再発や重複がんの発生の危険性を減らすために、禁酒、禁煙はもちろん、食生活の見直しもしてみましょう。

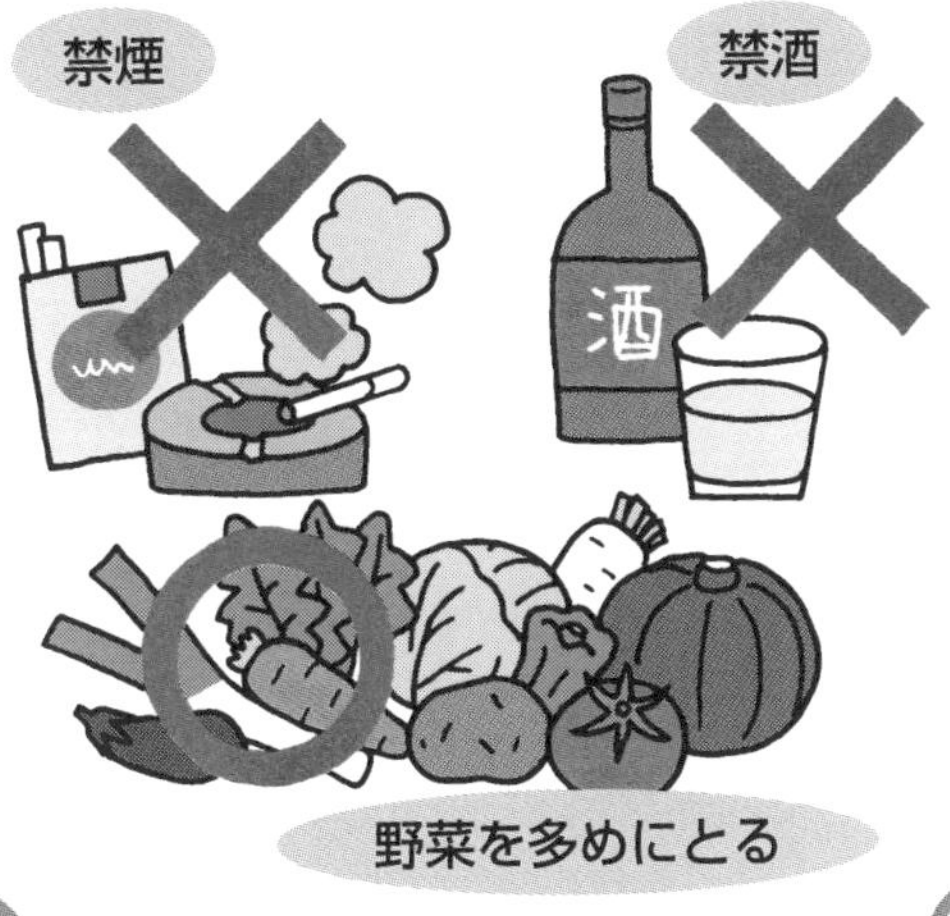

趣味や旅行も楽しめる

スポーツのような体力を使う趣味は、ウォーキングなどから少しずつ体を慣らしていくとよいでしょう。

適度な運動を続けて体力がつけば、旅行も問題ありません。まずは短期間の日程で出かけてみましょう。旅先での食事のとり方などにも慣れてきたら、長旅も安心です。

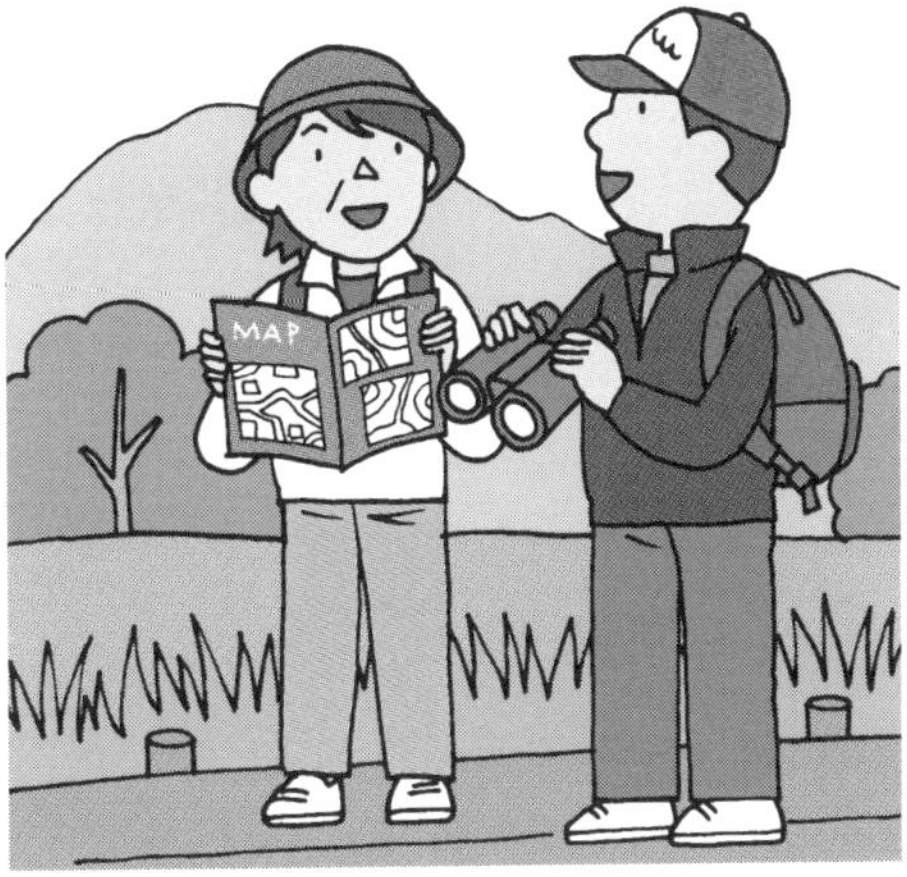

自分の体力や目標に応じて、どんどん挑戦してみよう

自分で自分の行動を制限しすぎないで

術後、仕事や家事などの社会復帰ができる時期は、患者さんの病状や体力、職場環境などによって異なります。ただ、多くの人は、以前の職場や職種に復帰できています。

また、運動でしてはいけないのは、永久気管孔にした人の水泳くらいのものです。なかにはフルマラソンをしている人もいます。運動は体力回復にも大切なので、積極的に取り組むとよいでしょう。

自分自身で「あれはダメ」「これは心配」と制限を設けることなく、元の生活を取り戻していきましょう。

定期的に通院し異常がないかチェック

術後の定期検診では、経過をみるのはもちろん、再発や重複がんの有無の確認が重要な目的になります。術後五年間くらいは食道とその周囲だけでなく全身のチェックも必要です。

検診時におこなわれること

治療によって体内のがんがすべて消えたかどうかは、経過をみていかなければわかりません。新たながんが発生する危険性もあります。

術後の経過のチェック

傷の治りぐあい、副作用の出方などをみます。食道の狭窄が起きているなど、必要があれば治療します。

再発や転移のチェック

視診、触診、血液検査、各種画像検査や内視鏡検査などをおこない、食道での再発の有無はもちろん、リンパ節転移の有無、ほかの臓器への転移の有無などを詳しく調べます。患者さんの病状などにより、具体的な検査項目は異なります。

腫瘍マーカーで再発がわかる?

腫瘍マーカーとは、がんがあるときなど、異常があるときに血液中に増える特殊なたんぱく質のこと。術後の定期検診時に腫瘍マーカーの有無、増減を調べることがあります。

ただし、がんがあるからといって必ず増えるわけではなく、がん以外の原因で増えることもあり、これだけで再発がわかるわけではありません。

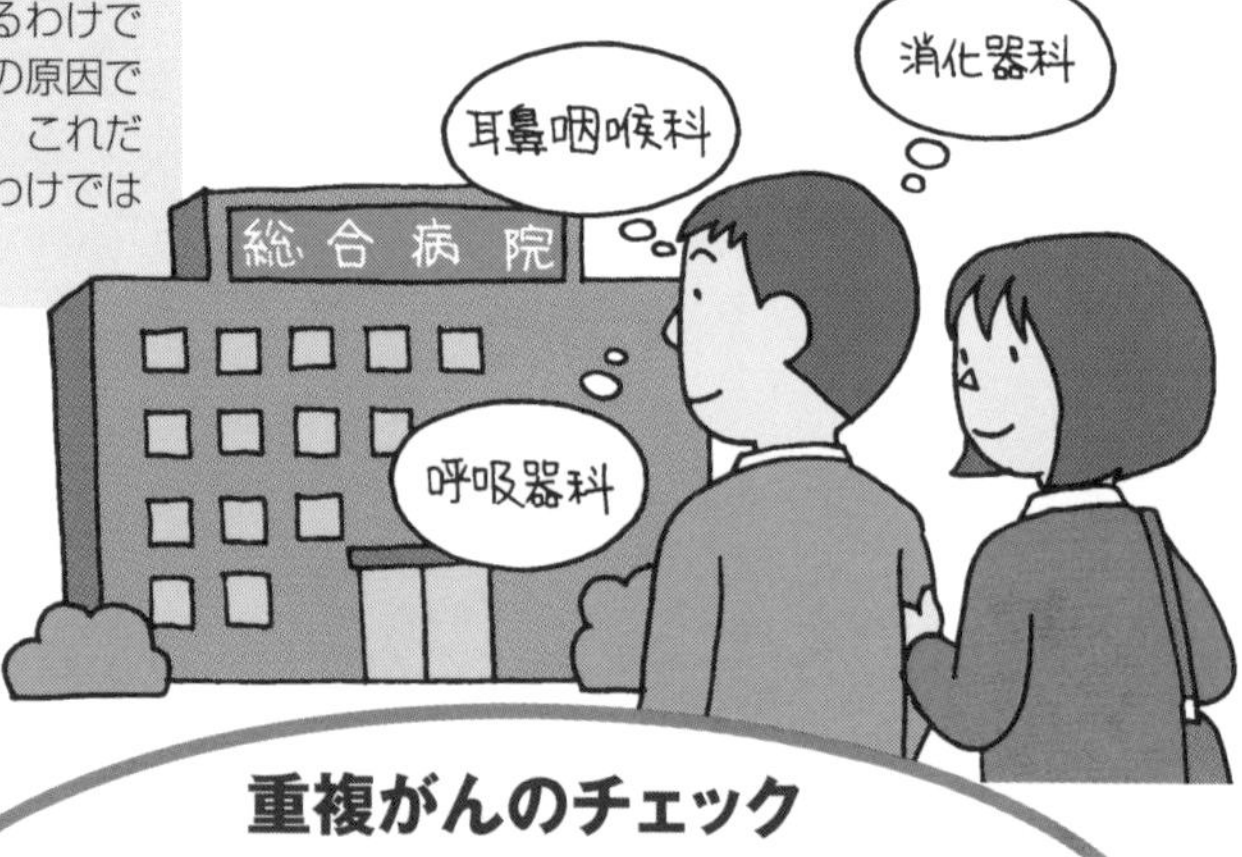

退院後の生活は、家族に協力してもらう場面も増えてくる。退院後の定期検診時にはできるだけ家族も同行し、医師などの説明を一緒に聞いておくのがベスト

重複がんのチェック

とくに現れやすいがんに関しては、主治医の指示にしたがい、それぞれの診療科で専門的に調べてもらいます。

- 喉頭がん、咽頭がん→耳鼻咽喉科
- 胃がん、大腸がん→消化器科、消化器外科
- 肺がん→呼吸器科 など

検診間隔の目安

退院後２年間は２～３ヵ月に１回くらいのペースで、通院を続けます。何事もなければ徐々に間隔を開けていきますが、定期的に検診を受け続けることが大切です。

退院

退院後２週間ほどで再診

●自宅に戻ってみてわかった生活面での困りごとなどを相談する

1年目

2～3ヵ月ごと

●再発や重複がんは初回の治療後２～３年以内に発症することが多いため、２～３ヵ月に１回は検査を受けておく
●生活面での困りごと、不明点があればためらわずに相談を

2年目

4～6ヵ月ごと

●治療後の生活にも慣れてくる頃だが、通院を欠かさないようにする
●重複がんの危険性は多少低下するが、転移や再発には要注意。治療したがんの進行度にもよるが、定期的な検査が必要

3年目

4年目

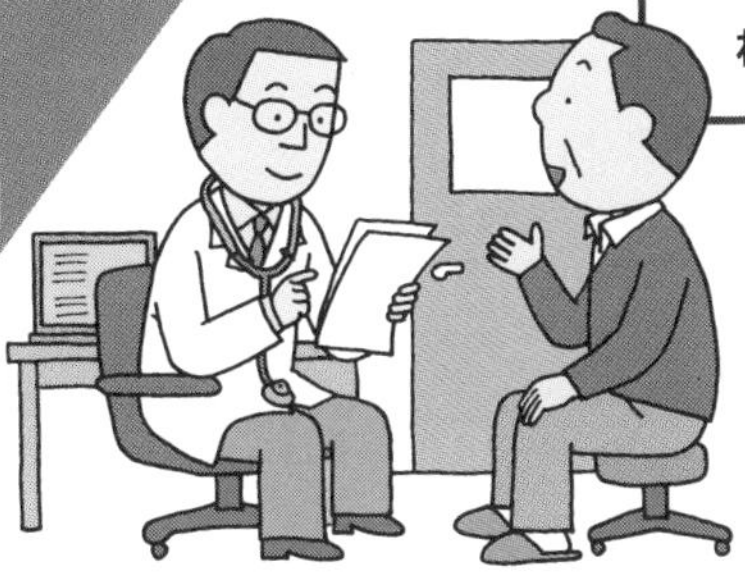

5年目以降

半年～１年ごと

●治療後５年たてば一応「治った」といえる。ただし重複がんや再発が絶対ないとはいえない。油断せずに半年～１年に一度は定期検診を受ける

欠かさず続けることが大切

入院中に食事指導などは受けていても、実際に自宅での生活を始めると、困ったり迷ったりすることが出てくるものです。多くの場合、退院後間もなく再診の機会が設けられますので、わからない点は遠慮せずきちんと確認しましょう。

大きな問題なく日常生活が送れるようになったら、はじめのうちは二～三ヵ月、いずれは半年～一年に一回のペースで定期検診を続けます。全身の体調管理にも役立ちますので、欠かさないようにしましょう。

気になる症状があるとき

不調があれば検診日を待たず早めに受診

「次の検診日まで間があるけれど、ちょっと気になることがある」などというときは、まずは身近な医療機関に相談を。体調を整えることが、社会復帰のための基本です。

まずは身近な医療機関へ

治療後に起きやすい体調不良の多くは、がんの治療を受けた医療機関でなくても対応できます。気になる症状があれば定期検診日を待たず、身近な医療機関でみてもらいましょう。

おなかの張りや痛み、吐き気など

手術後は、腸の癒着などで腸管が詰まる腸閉塞が起きることがあります。おなかの張りや痛み、嘔吐などの症状が現れたらすぐに医療機関へ。軽い場合は絶食して経過をみますが、ひどい場合は手術をしないと命にかかわることもあります。

発熱、咳、黄色い痰、息苦しさなど

体力が低下していると感染症にかかりやすくなります。とくに永久気管孔がふさがらないようにカニューレ（管）を使っている人は管から細菌などが入りやすいため、注意が必要です。

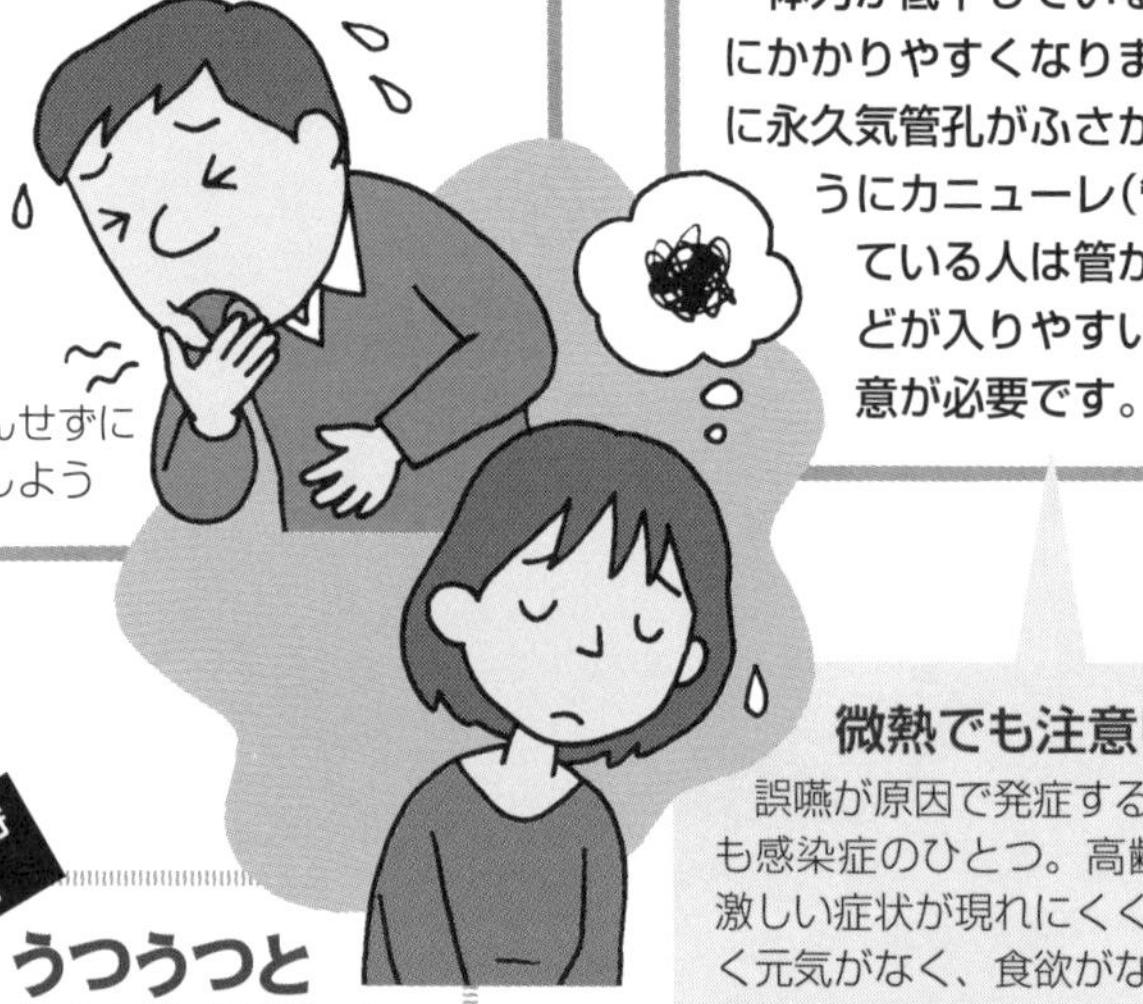

微熱でも注意して

誤嚥が原因で発症する誤嚥性肺炎も感染症のひとつ。高齢者の場合、激しい症状が現れにくく、なんとなく元気がなく、食欲がないといった症状だけのこともあります。

定期検診時に相談

うつうつとした気分が続く

再発への不安、リハビリがうまく進まない、思うように食べられないなどといったことで気持ちの落ち込みが続き、うつ状態になってしまうことも。家庭のなかでは、なかなか解決できません。検診時に医師や看護師に話し、対応を考えてもらいましょう。

食道の狭窄はないのに、食べられないときは要注意

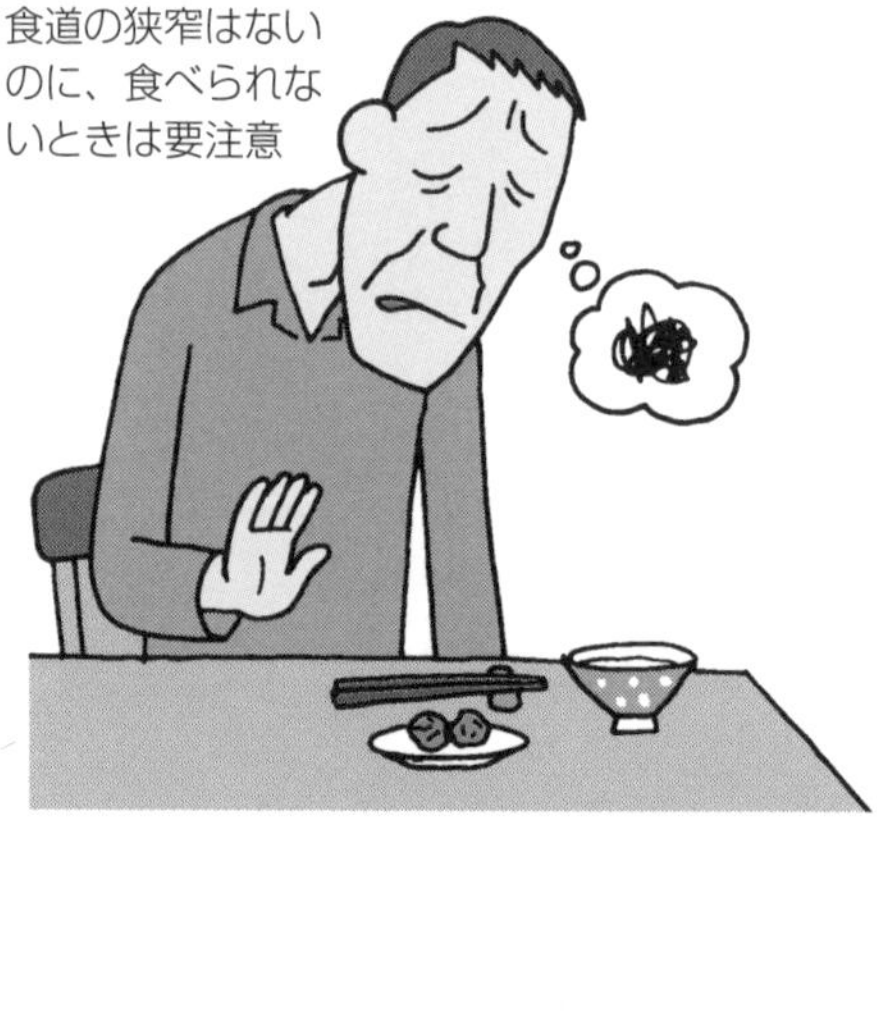

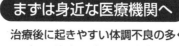

再発で起きやすい症状に注意

治療後の年数が長くなるにつれ、検診の間隔も長くなってきます。「おや？」と思うような症状があれば、早めに受診しておきましょう。

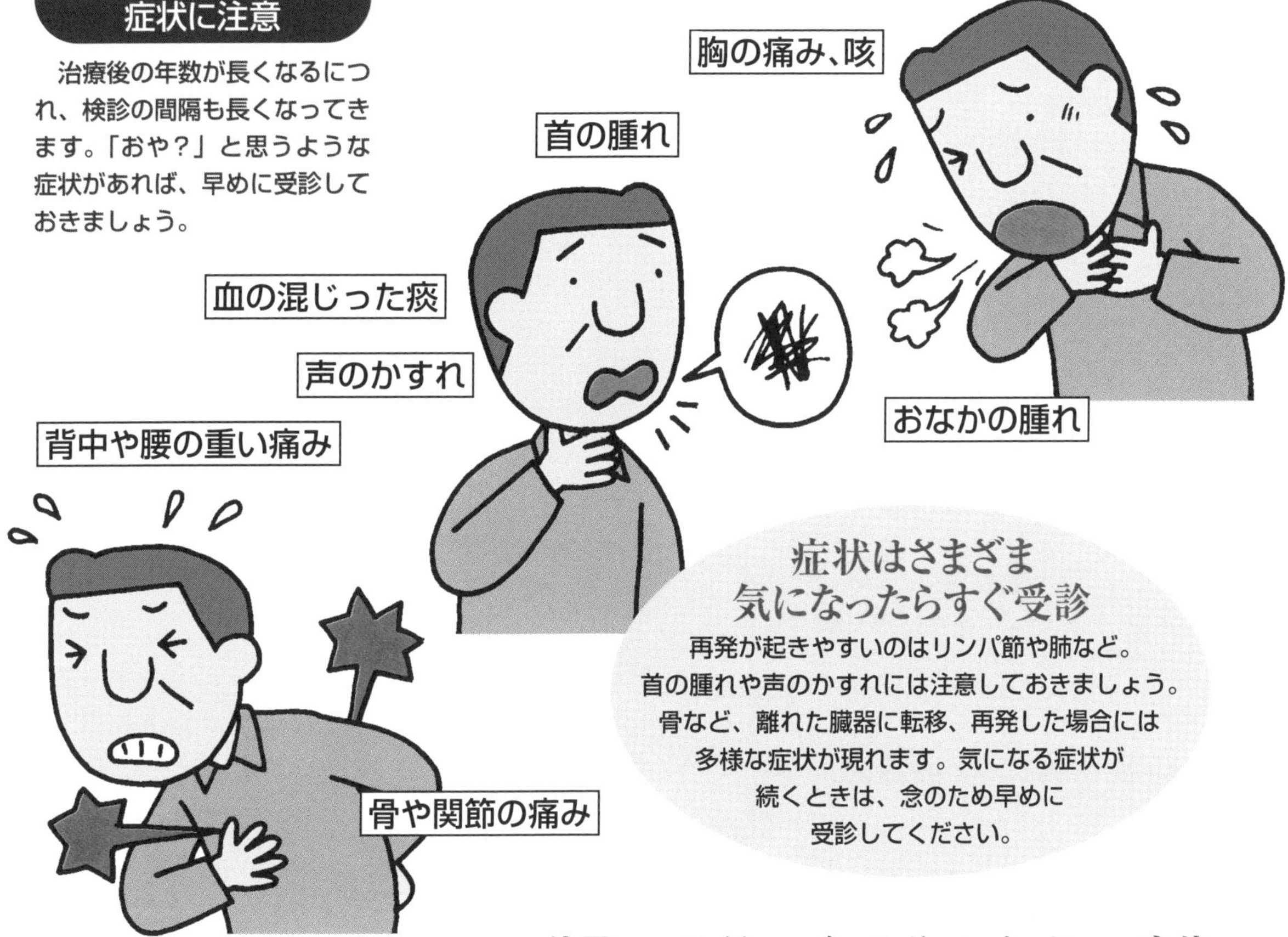

胸の痛み、咳
首の腫れ
血の混じった痰
声のかすれ
おなかの腫れ
背中や腰の重い痛み
骨や関節の痛み

症状はさまざま 気になったらすぐ受診

再発が起きやすいのはリンパ節や肺など。首の腫れや声のかすれには注意しておきましょう。骨など、離れた臓器に転移、再発した場合には多様な症状が現れます。気になる症状が続くときは、念のため早めに受診してください。

体調の変化は放置せずすみやかに受診

食道がんの治療後、体調の変化がみられると、「再発のサインか?」と心配になるかもしれません。しかし、再発が原因とは限りません。治療の影響で腸閉塞や感染症などが生じやすく、そのために体調不良が起きてくることもあります。

いずれにせよ、体調の変化は放置せず、すみやかに受診することが大切です。

再発のことばかり考えず体の養生を第一に

再発に関しては、定期検診でしっかりチェックしてもらえるので、あまり心配いりません。

ふだんは再発のことは忘れ、体の養生に専念しましょう。体力が回復し、問題なく過ごせる日々が長く続けば、それだけ再発の危険性も減っていきます。前向きな気持ちで毎日を過ごしましょう。

再発

状態に応じて手術や化学療法を受ける

食道がんの再発率は、かなり高いという現実があります。再発した部位や範囲、患者さんの全身状態、初回にどんな治療法を受けたかなども考えながら、最適な治療法を選びます。

再発が起こりやすい部位

初めの食道がん治療で、根治を目指した手術療法を受けた場合、再発率はすべての病期を含めて３～５割弱と、かなり高いのが現状です。

残った食道やリンパ節
（局所再発／リンパ節再発）

切除せずに残した食道や、郭清しなかったリンパ節に再発がみられることがある。リンパ節再発は、頸部周囲や胸腔の上部、腹部などによくみられる

食道・リンパ節にも臓器にも
（複合再発）

リンパ節または残った食道と、食道から離れた臓器への転移が、いくつか同時に起こっていくケースも珍しくない

肺、肝臓、骨など
（遠隔臓器再発）

食道から離れた臓器への転移・再発は、肺、肝臓、骨、脳の順で多い。小腸や結腸への転移は少ない

再発がみつかった時点で最良の治療方針を立てる

治療が功を奏して治ったようにみえても、再びがんが現れることはあります。治療の際、目に見えない小さながんがどこかに残ってしまうこともあるからです。

禁煙など、再発を防ぐための心がけを続けることは大切ですが、それだけで完全に防げるわけではありません。再発がみつかったら、その時点で最良と考えられる治療方針を立てていきます。

一般に、初回にくらべて再発の治療はむずかしくなります。根治を目指すというより、がんが広がるのを防いだり、生活の質を維持したりすることが治療の目的になることも少なくありません。

局所なら再手術することも

治療法の選択は、患者さんの状態に応じてさまざま。病巣が限られた範囲であれば、手術をして根治を目指すことがあります。ただし、患者さんの全身状態や、初回の治療法によって選択は異なります。

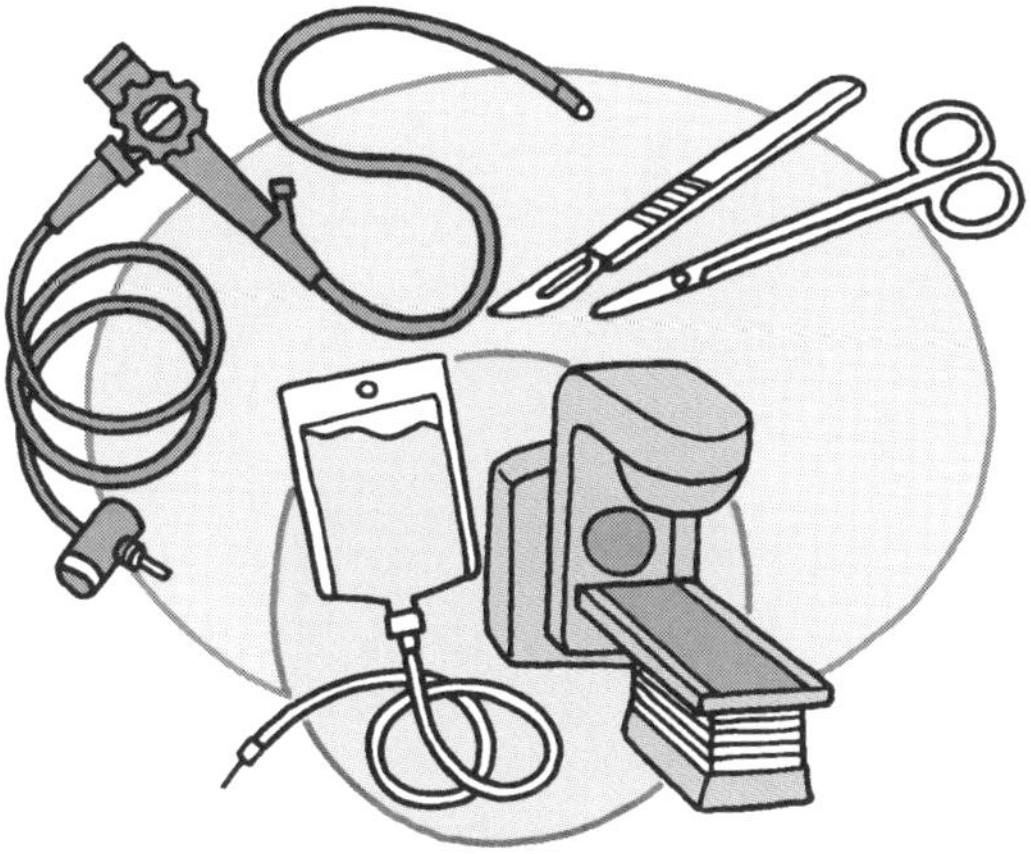

再発時の治療は、体の状態や先に受けた治療法によって異なる。主治医とよく相談を

リンパ節だけなら手術が可能

頸部のリンパ節のみなら、手術で取り除くことを検討する。その他のリンパ節転移も一部に限られていれば手術をすることがある

複数なら化学療法か放射線療法

転移が複数ある場合は、手術での切除が困難なため、抗がん剤による治療か、放射線療法が選択されることが多い

遠隔臓器にみられたら化学療法

原発巣から離れた臓器に転移・再発がみられた場合には、全身に転移が広がっている可能性もあるため、抗がん剤を使った全身療法を実施する

対症療法のみということも

患者さんの全身状態によっては、化学療法も負担が大きすぎると考えられることも。その場合、がんによって起こる生活上の支障をできるだけ少なくすることを目的に対症療法のみで対応し、生活の質の維持をはかる

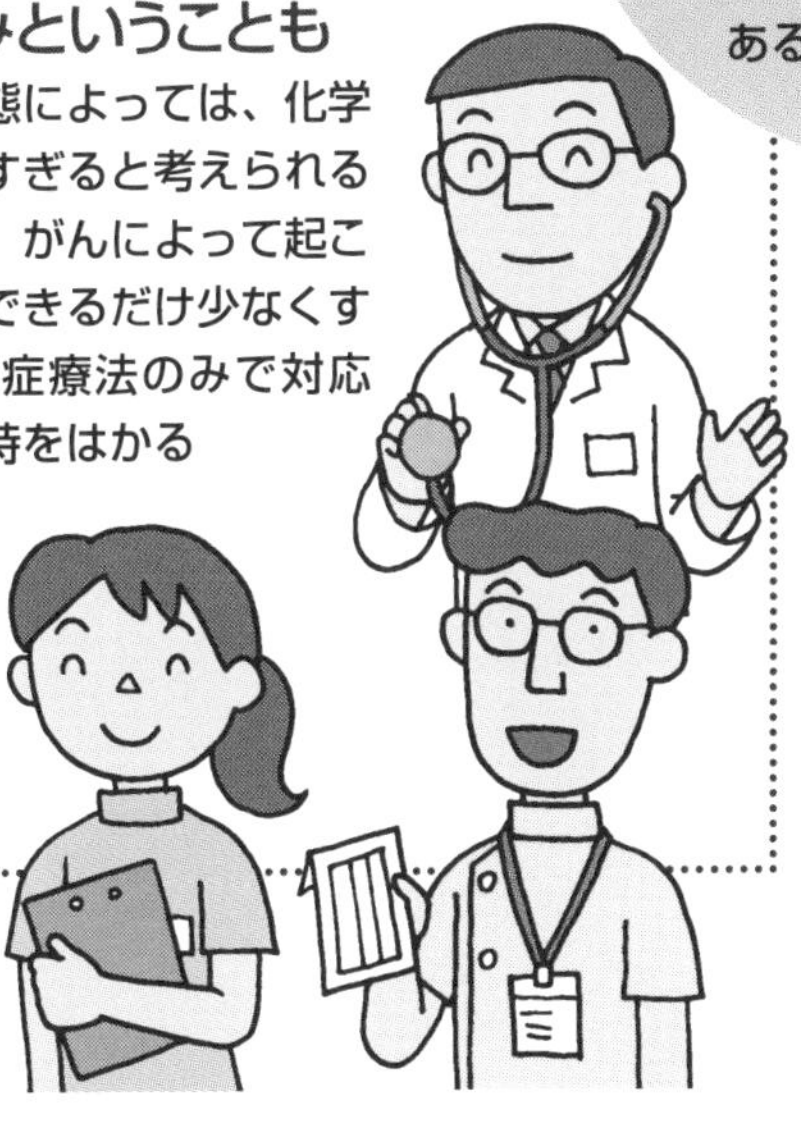

対症療法を中心にした緩和医療は、多職種の専門家がチームで進める(→41ページ)

まれに手術

肺へ単独で転移した場合は、手術をおこなうこともある。しかし、多くはほかにも転移・再発がみられるため、手術対象にならない

COLUMN

逆流は誤嚥性肺炎のもと。眠る姿勢に注意

主に生活の工夫で対応していく

食道がんの手術後に起こりやすい胃内容物の逆流は、誤嚥性肺炎を引き起こすもとにもなるため、できるかぎり防ぐ必要があります。手術で逆流防止のしくみそのものがなくなるため、主に生活の工夫で対応することになります。

工夫をしてもなお、逆流に悩まされる場合には、薬で胃酸を抑えることも可能です。医師に相談してみましょう。

就寝直前に食べない

食べてすぐ寝ると、就寝中に消化が進み、分泌液が増えて逆流しやすくなる。ものを食べるのは就寝の２時間前までに

しっかり口腔ケア

食べる回数が増えると、口の中が汚れがちに。口腔内で雑菌が繁殖すると、肺炎を起こす危険性も高くなる

上体を少し高くして寝る

就寝時、上半身を少し高くして寝ると逆流しにくい。症状がなくなるまで、傾斜を高くしていく

水を近くに置いておく

苦い水が上がってきて目が覚めたら、すぐ水を飲むとよい。枕元に水の用意を

ひどければ服薬を検討

逆流性食道炎の治療に用いられるプロトンポンプ阻害薬（PPI）という薬剤を使うと胃酸の分泌が抑えられ、症状がやわらぐ

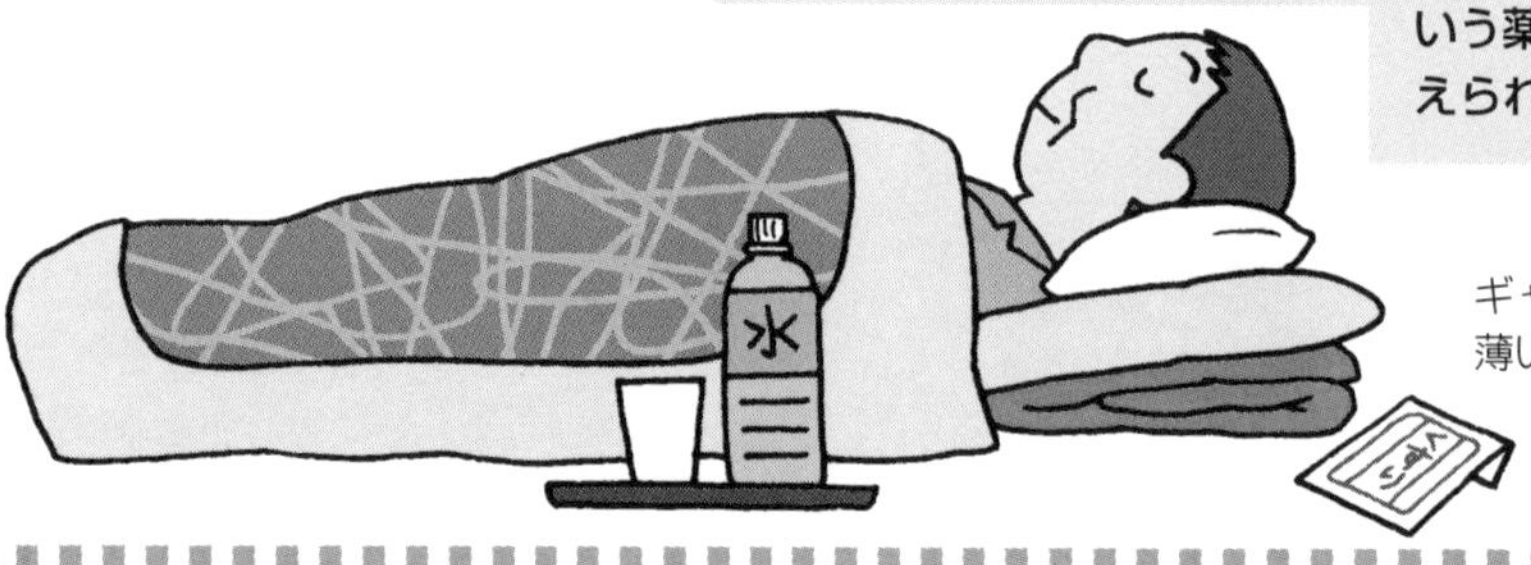

ギャッチベッドがあれば便利だが、薄い布団を下にはさむのでもよい

健康ライブラリー イラスト版

新版《しんぱん》 食道《しょくどう》がんのすべてがわかる本《ほん》

2024年1月30日 第1刷発行

監 修	細川正夫（ほそかわ・まさお）
発行者	森田浩章
発行所	株式会社講談社 東京都文京区音羽二丁目12-21 郵便番号 112-8001 電話番号 編集 03-5395-3560 販売 03-5395-4415 業務 03-5395-3615
印刷所	TOPPAN株式会社
製本所	株式会社若林製本工場
N.D.C. 494 98p 21cm	
ⓒ Masao Hosokawa 2024, Printed in Japan	

KODANSHA

定価はカバーに表示してあります。

落丁本・乱丁本は購入書店名を明記のうえ、小社業務宛にお送りください。送料小社負担にてお取り替えいたします。なお、この本についてのお問い合わせは、第一事業本部企画部からだとこころ編集宛にお願いいたします。本書のコピー、スキャン、デジタル化等の無断複製は著作権法上での例外を除き禁じられています。本書を代行業者等の第三者に依頼してスキャンやデジタル化することは、たとえ個人や家庭内の利用でも著作権法違反です。本書からの複写を希望される場合は、日本複製権センター（TEL 03-6809-1281）にご連絡ください。Ⓡ〈日本複製権センター委託出版物〉

ISBN978-4-06-534348-7

■監修者プロフィール

細川 正夫（ほそかわ・まさお）

1968年北海道大学医学部卒業。69年市立旭川病院、71年国立がんセンター病院（現・国立がん研究センター中央病院）外科レジデント、74年北海道大学病院第２外科（現・消化器外科Ⅱ）。81年恵佑会札幌病院を開設し、院長。84年理事長兼院長。2010年より院長を退き、社会医療法人恵佑会理事長、2018年より同会長。専門は消化器の悪性腫瘍、とくに食道がん。恵佑会札幌病院は、悪性腫瘍の症例数が全国有数で、とくに食道がんの治療に関しては全国の指導的立場にある。

■参考資料

日本食道学会編『食道癌診療ガイドライン 2022年版』金原出版

日本食道学会編『臨床・病理 食道癌取扱い規約　第12版』金原出版

細川正夫監修『食道がんのすべてがわかる本』講談社

国立がん研究センター運営公式サイト「がん情報サービス」

●編集協力　オフィス201　柳井亜紀
●カバーデザイン　松本 桂
●カバーイラスト　長谷川貴子
●本文デザイン　勝木雄二　小山良之
●本文イラスト　松本剛　千田和幸

講談社　健康ライブラリー　イラスト版

狭心症・心筋梗塞
発作を防いで命を守る

国家公務員共済組合連合会立川病院院長
三田村秀雄　監修

もしものときに備えて自分でできる対処法。
発作を防ぐ暮らし方と最新治療を徹底解説！

ISBN978-4-06-259817-0

不整脈・心房細動がわかる本
脈の乱れが気になる人へ

東京慈恵会医科大学循環器内科教授
山根禎一　監修

不整脈には、治療の必要がないものと、放っておくと脳梗塞や心不全になるものがある。不整脈の治し方とつき合い方を徹底解説。

ISBN978-4-06-512942-5

糖尿病は先読みで防ぐ・治す
ドミノでわかる糖尿病の将来

慶應義塾大学医学部腎臓内分泌代謝内科教授
伊藤　裕　監修

糖尿病はドミノ倒しのように病気を起こす。
タイプで違う合併症の現れ方と対処法を徹底解説！

ISBN978-4-06-259816-3

脳卒中の再発を防ぐ本

杏林大学医学部教授・脳卒中センター長
平野照之　監修

発症後1年間は、とくに再発の危険が高い。
〝2度目〟を起こさないための治療や生活の注意点を徹底解説。

ISBN978-4-06-516835-6

心臓弁膜症
よりよい選択をするための完全ガイド

国際医療福祉大学三田病院心臓外科特任教授
加瀬川　均　監修

放置すれば心房細動や心不全のおそれも。
病気のしくみから最新治療法まで徹底解説！

ISBN978-4-06-523502-7

まだ間に合う！　今すぐ始める認知症予防
軽度認知障害（MCI）でくい止める本

東京医科歯科大学特任教授／メモリークリニックお茶の水院長
朝田　隆　監修

脳を刺激する最強の予防法「筋トレ」&「デュアルタスク」。
記憶力、注意力に不安を感じたら今すぐ対策開始！

ISBN978-4-06-259788-3

嚥下障害のことがよくわかる本
食べる力を取り戻す

浜松市リハビリテーション病院　病院長
藤島一郎　監修

家庭でもできる訓練法、口腔ケア、安全な食べ方・調理法など、誤嚥を防ぎ、食べる力を取り戻すリハビリ術を徹底解説。

ISBN978-4-06-259786-9

腎臓病のことがよくわかる本

群馬大学大学院医学系研究科医療の質・安全学講座教授
小松康宏　監修

腎臓は知らないうちに弱っていく！　生活習慣の改善から薬物療法の進め方、透析の実際まで徹底解説。

ISBN978-4-06-259806-4